Judith Weiter

Mutter muss was essen!

Mutter muss was essen!

Ein kleines Buch
über Probleme
beim Essen und Trinken

Für Angehörige und Pflegende

Dieses Werk und alle seine Teile sind urheberrechtlich geschützt. Jede Verwendung von Text und Bildern außerhalb der Grenzen des Urheberrechts bedarf der Zustimmung der Autorin. Sämtliche Angaben entsprechen dem derzeitigen Wissensstand und unterliegen somit stetigem Wandel. Trotz aller Sorgfalt kann darum keine Gewährleistung übernommen werden. Im Zweifelsfall empfiehlt sich die Rücksprache mit einer Ärztin/einem Arzt oder einer Spezialistin/einem Spezialisten für Schlucktherapie.
Dieses Werk enthält Hinweise und Internetadressen zu Werken Dritter, auf deren Inhalte die Autorin keinen Einfluss hat und ebenfalls keine Haftung übernehmen kann.

1. Auflage 2020
ISBN 978-1-71692-639-6
Alle Rechte vorbehalten
© Bewegen-und-Sprechen e.V. für Text und Bilder
Kontakt: info@bewegen-und-sprechen.de

Published by LULU
www.lulu.com

Geleitwort I

Das Thema Schluckstörungen im Alter ist komplex und deshalb ebenso schwer für Experten zu beschreiben wie für Laien zu verstehen.

Die beste Diagnostik und die ausgefeilteste Behandlung ist sinnlos, wenn es uns Ärzten nicht gelingt, den von Schluckstörungen geplagten Patienten unsere Erkenntnisse verständlich zu machen und Akzeptanz für unsere therapeutischen Konzepte zu erreichen.

Hinzu kommt, dass es bei der Behandlung von Schluckstörungen um viel mehr geht als nur eine sichere Aufnahme von Nährstoffen und Flüssigkeiten. Für die Patienten geht es um Lebensqualität und Teilhabe und ich bezweifle stark, dass es uns Ärzten immer gelingt, die Antworten zu finden, auf die unsere Patienten hoffen.

In diesem Sinne ist das vorliegende Buch von Frau Weiter gleichermaßen Ratgeber und Verständnishilfe für Patienten wie auch hilfreiche Unterstützung für ein Arzt-Patient-Gespräch auf Augenhöhe.

Beiden, Patienten und Ärzten, möchte ich die Lektüre des Buches von Frau Weiter ans Herz legen - ich kann versichern, es wirkt!

Gronau, den 17. Februar 2020

Stefan Rittmeyer,

Facharzt für Innere Medizin und Geriatrie

Geleitwort II

Ein Schluck dauert ca. 2 Sekunden. In dieser Zeit ziehen sich 100 Muskeln mal gleichzeitig, mal hintereinander zusammen und entspannen sich. Fünf von insgesamt zwölf großen Hirnnerven versorgen die Muskeln und die Sensoren in den Schleimhäuten. Dieses Wunder an Koordination führen wir, ohne darauf zu achten 1000 - 2000 mal am Tag durch. Beim Menschen ist das deshalb so kompliziert, weil sich der Atem- und der Speiseweg kreuzen: es besteht die Gefahr, dass Nahrung nicht in die Speise-, sondern in die Luftröhre gelangt.

„Essen hält Leib und Seele zusammen!". Menschen, die nicht mehr richtig schlucken können, erleben, wie wichtig das gemeinsame Essen mit Freunden ist, das Feierabendbier mit dem Freund, die Tasse Kaffee mit der Freundin oder die Tasse Tee vor dem Kamin. Eine Schluckstörung ist ein enormer Einschnitt in die Lebensqualität. Menschen mit Schluckstörungen ziehen sich darum häufig zurück, sind isoliert und nicht selten einsam.

Es gibt unzählige Fachbücher und -artikel, die präzise erklären, wie ein Schluck funktioniert und was passiert, wenn beispielsweise durch einen Schlaganfall oder eine Tumorerkrankung dieses komplizierte Geschehen aus dem Gleichgewicht gerät.

Judith Weiter hat nun ein Buch geschrieben, das einfühlsam, einfach aber durchgehend fachlich fundiert dem schluckgestörten Menschen, den Angehörigen und den Pflegenden das Phänomen „Schluckstörung" erklärt und den Schwerpunkt darauf legt, wie man im Alltag mit Schluckstörungen umgehen kann. Mit ihrem Buch ist endlich ein Ratgeber entstanden, der das Wunder des Schluckens für Laien erklärt. Sie nimmt die schluckgestörten Menschen und die sie versorgenden Menschen von Anfang an mit und beantwortet wichtige Fragen, die sich im häufig schwierigen Alltag rund um das Thema Schluckstörungen ergeben.

Ich bedanke mich bei Judith Weiter dafür, dass sie mit diesem Ratgeber für Betroffene eine wichtige Lücke geschlossen hat.

Hennef, den 02.02.2020
Ulrich Birkmann

Vorwort

Die Idee zu diesem Buch entstand im Urlaub. Ich besuchte eine befreundete Familie. Zu der Familie gehörte die 90jährige Großmutter. Die Tochter pflegte sie. Sie hatte sehr viel Arbeit mit ihr; sie gab sich unglaublich viel Mühe, Tag und Nacht. Nie war sie nachlässig oder gleichgültig. Aber: es gab Probleme: Tabletten nehmen und Trinken führte zu Verschlucken. Vieles, was ich sah, war leicht zu ändern. Niemand hatte ihr etwas erklärt.

Das führte zu der Idee: ein Buch für Angehörige. Für Pflegende ohne medizinische Ausbildung. Kurz, knapp und leicht zu lesen.

Viele ältere Menschen, die mir bei der Arbeit begegnen, lesen keine dicken Bücher. Seit Jahren lesen sie höchstens die Zeitung. Sie haben sich das Lesen abgewöhnt. Vielleicht mochten sie es nie. Es gibt auch viele Pflege-Kräfte, die keine deutsche Mutter-Sprache haben. Sie brauchen ebenfalls mehr Wissen über Schluck-Störungen. Darum ist dieses Buch in einfacher Sprache geschrieben. Das Lesen darf keine Mühe machen. Bilder helfen dem Verstehen.

Das Buch erklärt die wichtigsten Dinge. Aber es kann nicht alles erklären.
Es gibt viel mehr zu wissen! Das Schlucken ist sehr kompliziert. Es gibt mehr zu verstehen. Natürlich gibt es mehr zu tun. Jeder Mensch ist anders. Lassen Sie sich nicht beirren! Mit der Zeit verstehen Sie besser. Bleiben Sie im Kontakt mit den Sprach-Therapeutinnen, Ärztinnen und Ärzten sowie Kranken-Schwestern und Pflegern! Wenn dieses Büchlein Ihnen hilft, die Grundlagen zu verstehen, hat es sein Ziel erreicht.

Anmerkung zur Grammatik: ich verwende für verschiedene Gruppen von Menschen oft nur die männliche Form. Beide Formen verwenden: das passt nicht zur einfachen Sprache. Für die Logopädinnen und andere Therapeutinnen verwende die weibliche Form. Denn: die meisten Therapeutinnen sind Frauen. Die Verwendung der jeweiligen Form ist keine Bewertung. Alle anderen sind ebenso gemeint

Köln, im Januar 2020
Judith Weiter

Dank-Sagung

Viele Menschen haben mich unterstützt.

Sie haben zugehört,

sie haben gefragt,

sie haben kritisiert.

Sie ließen sich fotografieren.

Ohne sie wäre das Buch nie fertig geworden!

Ganz besonders danke ich

meiner Kollegin Frauke Martinek.

Danke für Rat und Tat

während des ganzen Projekts.

Allen anderen

danke ich an dieser Stelle ganz herzlich.

Jede und jeder von Euch und von Ihnen

hat mir sehr geholfen!

Haben Sie Fragen, Anmerkungen usw.?
Senden Sie diese gerne an:
info@bewegen-und-sprechen.de

Ich freue mich!

jw

Inhalt

Inhalt

1. Noch eine Krankheit?

Ihr Vater, Ihre Mutter war im Krankenhaus.
Nach einer Operation ist sie noch schwach.
Vielleicht hatte sie eine Lungenentzündung.
Die Lunge ist schlechter geworden.

Es gab Untersuchungen.
Der Arzt hat gesagt:
"Ihre Mutter, Ihr Vater
hat eine Schluck-Störung."

Der Arzt hat das erklärt.
Die Schwester auch.
Und die Logopädin auch.
Das war ganz schön viel.
Sie haben vieles nicht verstanden.

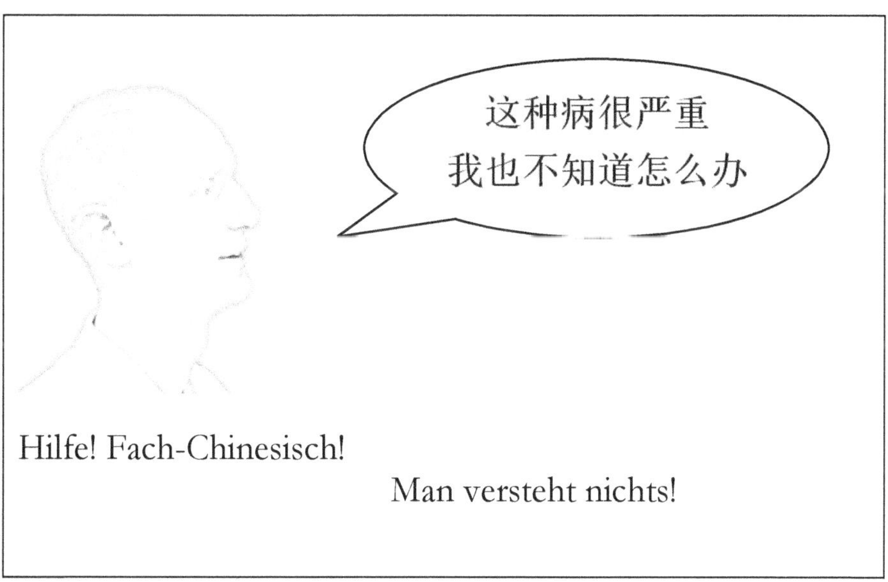

Hilfe! Fach-Chinesisch!

Man versteht nichts!

Einiges kannten Sie schon:
Der Vater hustet schon länger.
Das Essen schmeckt nicht mehr.
Er braucht Hilfe beim Essen.

Jetzt ist alles noch schwieriger.
Er ist ganz schwach.
Hat keinen Appetit.
Kriegt nichts runter.

Man hat Ihnen gesagt:
Die Schluck-Störung
ist ein großes Problem.

Sie machen sich Sorgen.
Sie sollen so viel beachten.
Sie fühlen sich überfordert.
Sie denken: das schaffe ich nicht!

Darum das Wichtigste zuerst:

Sie schaffen das!

**Dieses Buch ist dazu da,
Ihnen zu helfen.**

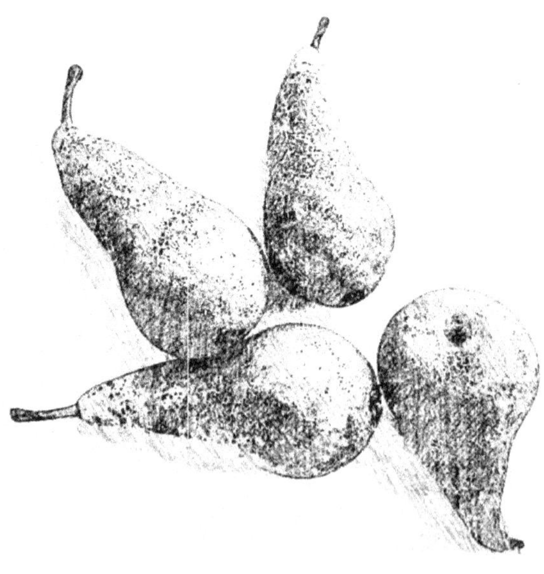

1a. Verschlucken

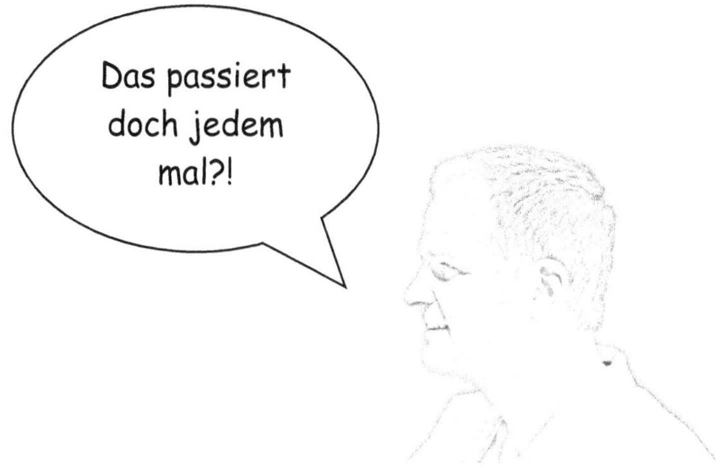

Stimmt.

Sie wissen auch:
Verschlucken ist fies.
Man muss sehr husten.
Alte Menschen sind schwach.
Sie können das oft nicht.
Nicht schlucken, nicht husten.
Dann bleibt Nahrung in der Lunge.

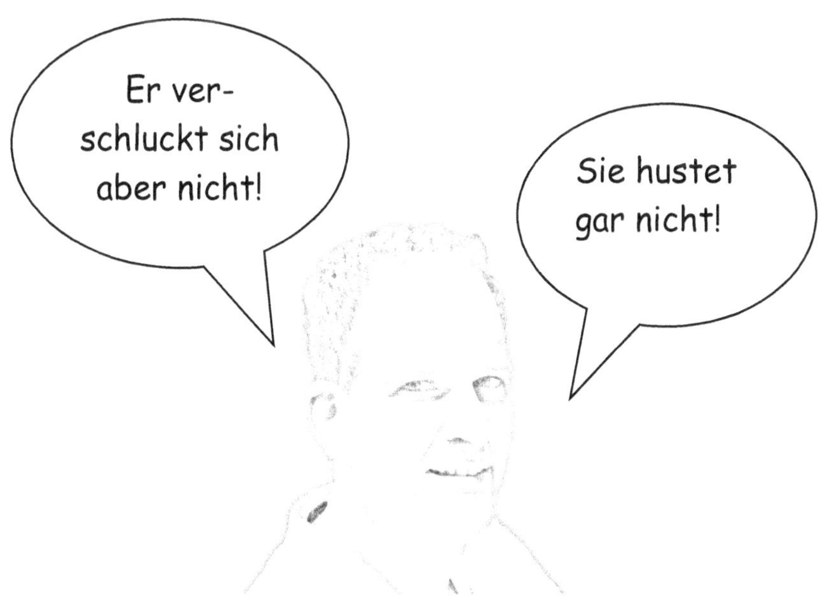

Das kann sein.

Manche Menschen spüren nicht mehr.
Essen kommt in die Luft-Röhre
sie müssen nicht mal husten.
Alles sieht gut aus.

Aber:
die Gefahr ist noch größer.
Nahrung fließt in die Lunge,
ohne Hindernis!

Die Lunge verträgt das nicht.
Sie entzündet sich leicht.
Besonders,
wenn man alt und schwach ist.

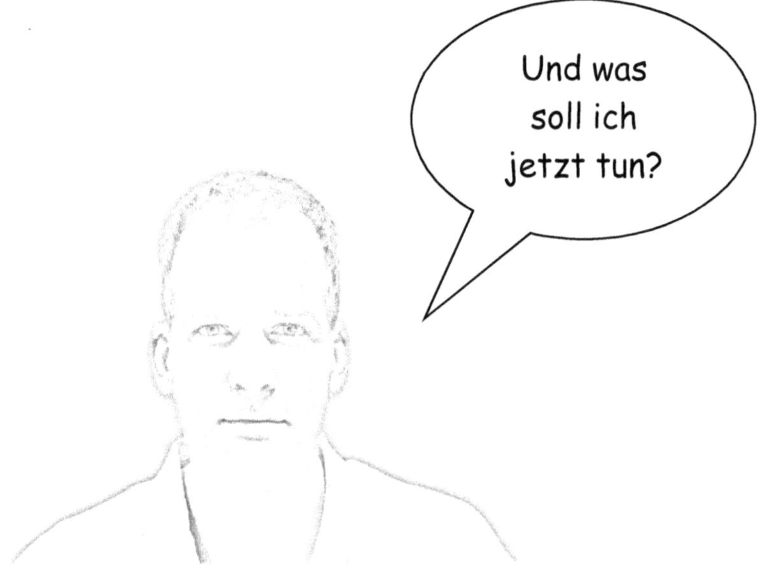

Erst einmal gilt:
Bescheid wissen ist gut.

Denn:

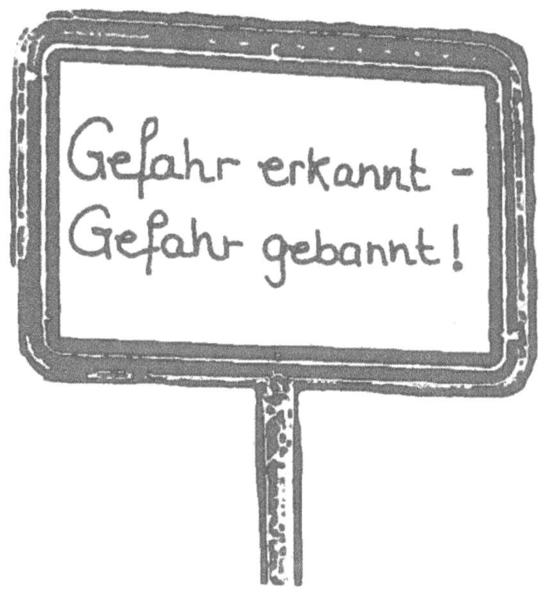

Der Mensch muss essen,
und trinken.
Das muss SICHER sein.
Nichts darf in die Lunge kommen.

Es gibt Tipps und Tricks
und gute Hilfs-Mittel.
Es gibt auch Menschen,
die Sie fragen können.

1b. Und jetzt?

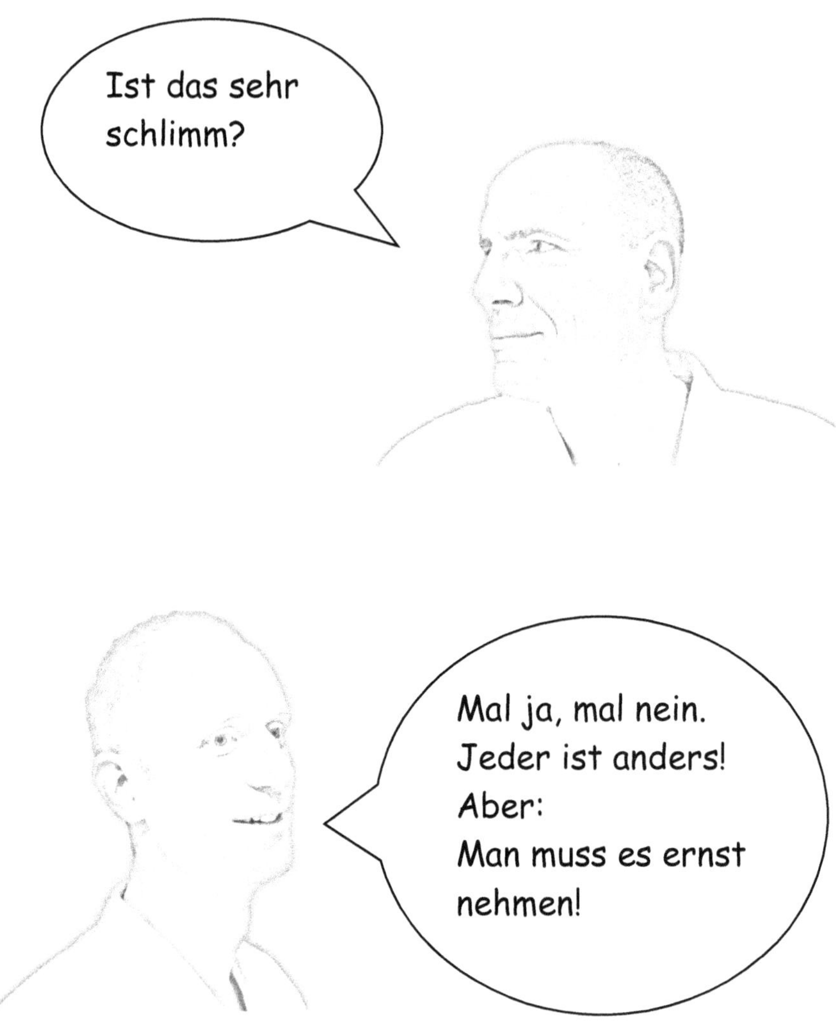

Es gibt schwere Störungen -

und leichte Störungen.

Gut zu wissen:
Es gibt Hilfe.

Logopädinnen und
Sprach-Therapeutinnen
helfen!
Sie sind Fachleute
für Schluck-Störungen.

Suchen Sie:

- eine Logopädin
- eine Sprach-Therapeutin
- eine Sprach-Heil-Pädagogin
- eine Klinische Linguistin.

Fragen Sie nach Schluck-Therapie.
Manche sind spezialisiert.
Sie brauchen eine Fach-Frau!

Sprechen Sie mit Ihrem Haus-Arzt.
Er kann das verordnen.
Auch als Haus-Besuch!
Wenn Sie nicht hin können,
kommt die Fach-Frau zu Ihnen.

Leider, leider:

Tabletten helfen nicht.
Operieren auch nicht.

Man muss damit umgehen.

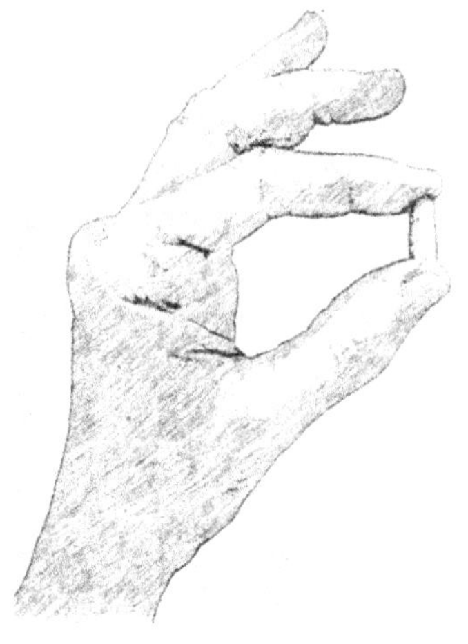

Leider nur ein
Wunsch-Traum:
Die Pille gegen
Schluck-Störungen.

Aber:
Sie können selbst viel tun.
Vieles ist ganz leicht!
Anderes dauert länger.
Geben Sie sich Zeit!

Denken Sie immer daran:

Man muss **nicht alles** wissen!
Man muss **nicht alles** können!

**Alles,
was Sie richtig tun,
hilft!**

2. Die Schluck-Störung

Woher kommt das?

Durch eine Krankheit:
- Schlag-Anfall
- Hirn-Blutung
- Parkinson
- Demenz
- COPD

Oder auch:
Durch Schwäche:
Der Mensch war schwer krank,
wurde operiert,
hat lange gelegen.
Sogar auf Intensiv.

Der Körper ist schwach.
Man hat nichts gegessen.
Man ist nicht gelaufen.

Jetzt fehlt Kraft.
Die Beine wollen nicht.
Die Muskeln im Hals
sind auch schwach.
Dann ist Essen schwierig.

Manchmal durch das Alter!
Manchmal braucht man
keine Krankheit.
Es reicht, dass man alt wird.

Vielleicht denken Sie:
Wie kann das sein?
Alt werden ist doch normal!
Das stimmt.

Aber:
Alt werden bringt Veränderung.

2a. Im Alter wird vieles anders

Problem 1: Die Sinne
Sie werden schwächer.

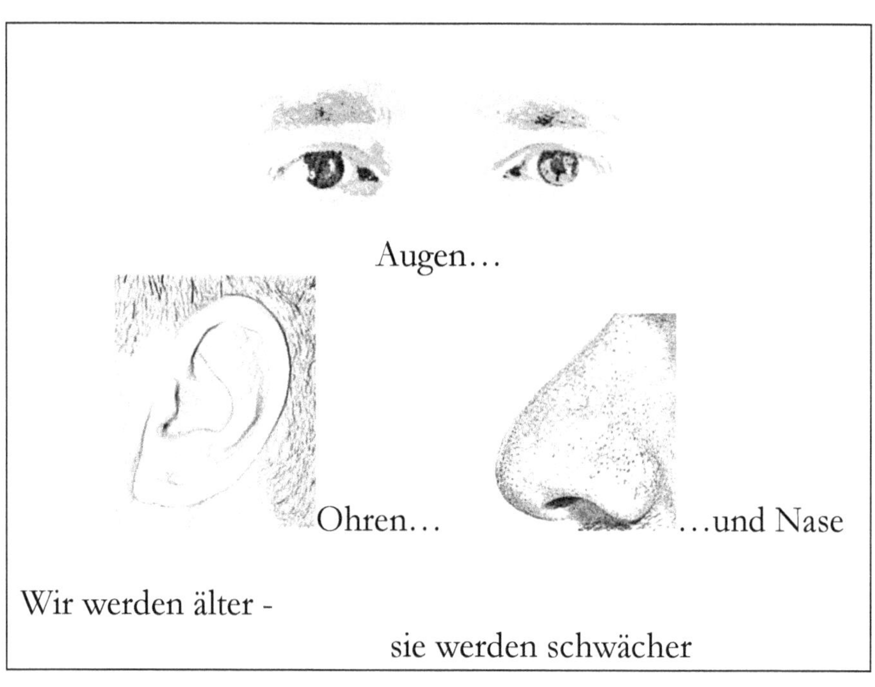

Problem 2: Das Denken
Der Mensch denkt langsam
Manche sind verwirrt.
Einige brauchen Hilfe für alles.

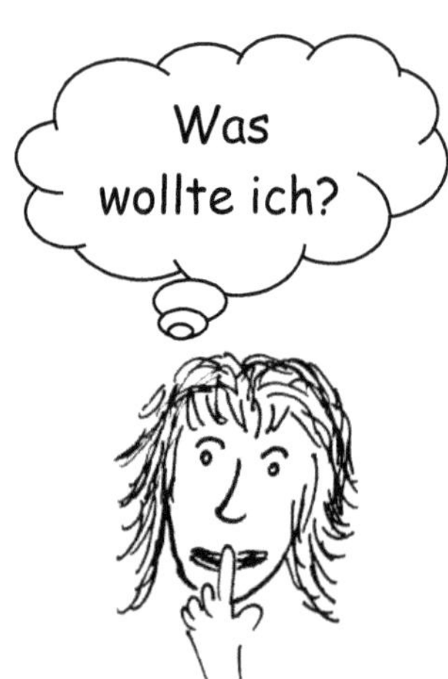

Problem 3: Zähne und Zahn-Fleisch
Sie tun weh.
Sie wackeln.
Es gibt Entzündungen.

Problem 4: das Gebiss

Es schaukelt.
Besonders im Unter-Kiefer
Man kann nicht mehr kauen.

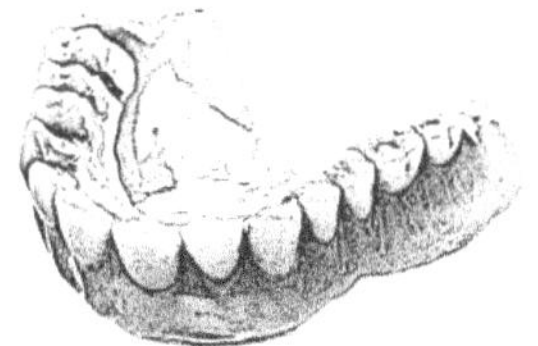

Wehe Zähne,
wehes Zahn-Fleisch…

…das Gebiss schaukelt…
so kann man nicht kauen!

Problem 5: Pillen

Alte Menschen nehmen viele Pillen.
Tabletten haben Neben-Wirkungen.
Manche machen müde.

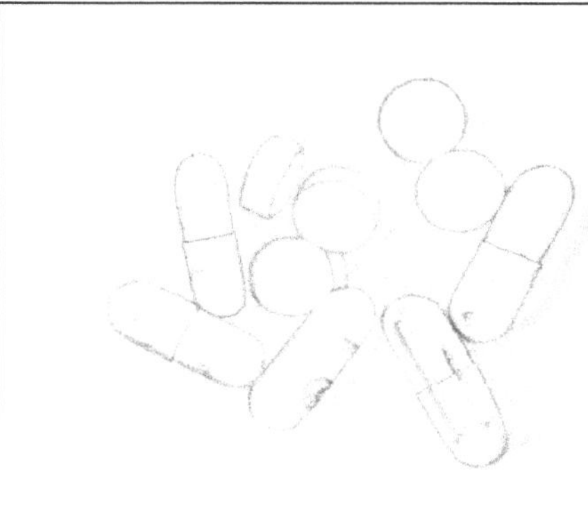

Pillen können müde machen

Problem 6: Bewegen fällt schwer

Muskeln werden schwächer.
Gelenke tun weh.
Alles geht langsamer.

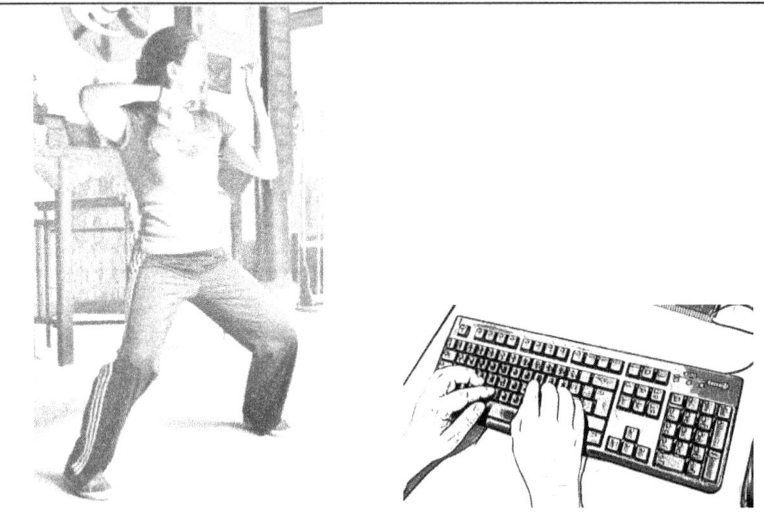

Sport treiben… …schreiben…

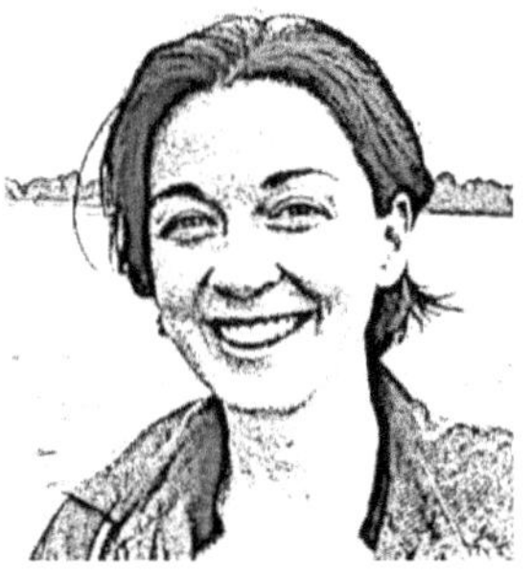

…oder mal lächeln:

Alles ist Bewegung!

Schlucken auch!

Man braucht
Kraft und Geschick.

Wenn mehrere Dinge zusammen kommen:

- man ist müde von Tabletten
- Kauen tut weh
- das Gebiss schaukelt
- Denken ist schwierig
- man vergisst alles
- die Kraft ist weg
- alles dauert lange
- es schmeckt nicht mehr.

Dann wird das Essen schwierig.

Man hat eine Schluck-Störung,
Alters-bedingt.

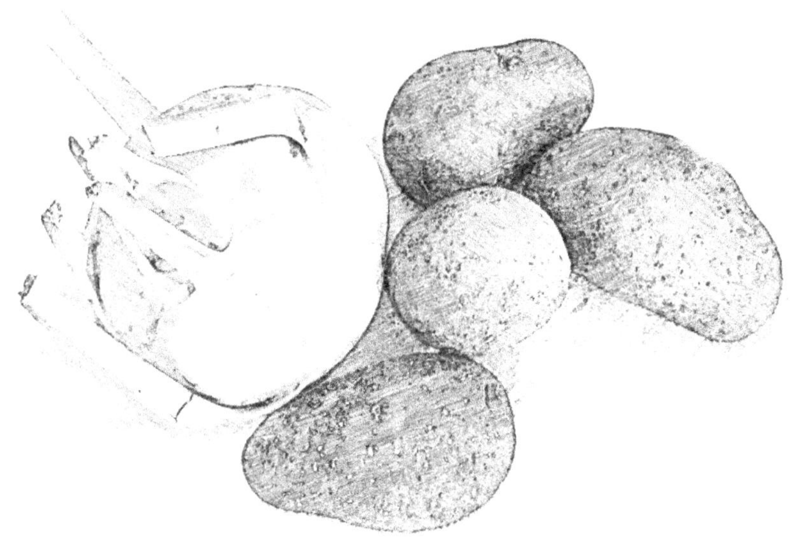

2b. Wie erkenne ich das?

Schauen Sie hin:

Er oder sie
- kaut sehr lange
- kann gar nicht mehr kauen
- kriegt den Mund nicht leer

- verschluckt sich oft
- verschluckt sich beim Trinken
- verschluckt sich am Speichel

- räuspert oder hustet viel
- hat oft Fieber oder Husten

- kann einige Sachen nicht essen
- will nicht essen
- Nahrung fällt aus dem Mund

- hat immer einen "Frosch im Hals"

Dann heißt es:
Aufpassen!

Eine Schluck-Störung im Alter
kommt langsam.
Das Schlucken wird immer schlechter.

Weil es langsam kommt,
bemerkt man das nicht.
Man glaubt,
alles ist in Ordnung.

Fragen Sie den Arzt,
Eine Logopädin,
eine Sprach-Therapeutin.

2c. Zum Beispiel: Husten

Jeder weiß:
Wenn man sich verschluckt,
hustet man sehr stark.
Man kann richtig Angst bekommen.

Nur ein Krümel,
ein Tropfen Flüssiges
im falschen Hals,
dann husten wir lange.

Alte Menschen
spüren oft weniger.
Oder zu spät.

Sie husten dann gar nicht.
Oder: sie husten zu spät.
Oder: sie husten zu schwach.

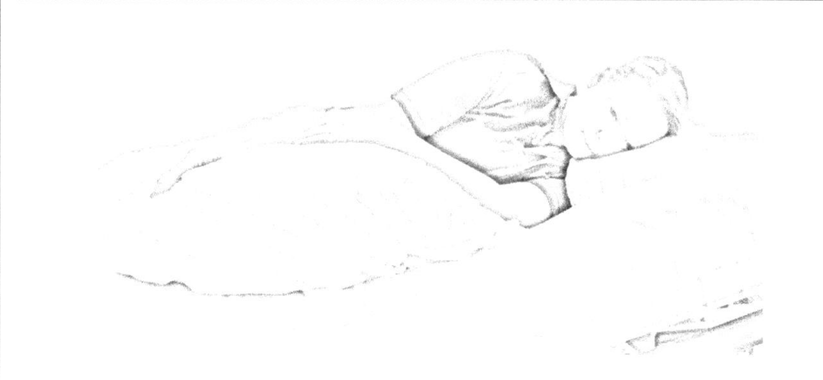

So schwach, dass man
nur noch liegen kann -

da fehlt die Kraft,
feste zu husten!

Alles sieht normal aus.
Aber: der Mensch ist dauernd "erkältet".
Er hat Husten.
Er hat Fieber.

Aber:

Keinen Schnupfen, kein Halsweh.

Das ist seltsam!
Das muss der Arzt sehen.
Manchmal merkt man die Störung nicht,
bis die Lunge sich entzündet.

Bei alten Menschen gilt:

Immer wieder Bronchitis,
oder Lungen-Entzündung -
das muss man untersuchen.

Damit Sie das besser verstehen,
schauen wir den Körper an.

Denn:
wer sich auskennt,
versteht besser,
was er sieht!

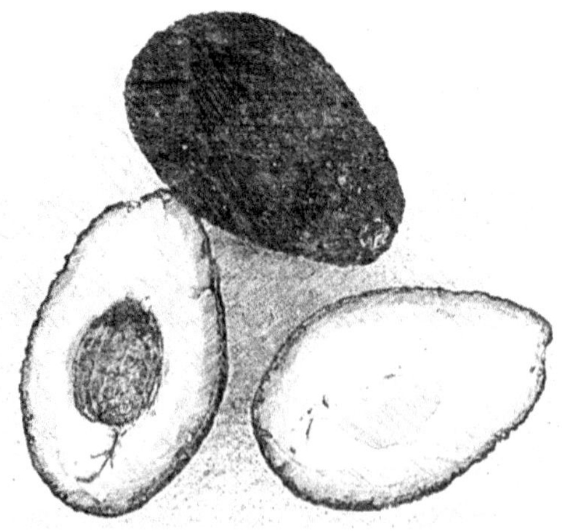

3. Der Körper-Bau

**Welche Teile vom Körper
benutzen wir
zum Essen und Trinken?
Was passiert da?**

Zur Orientierung
erst einmal
Ein Blick in den Kopf
von der Seite:

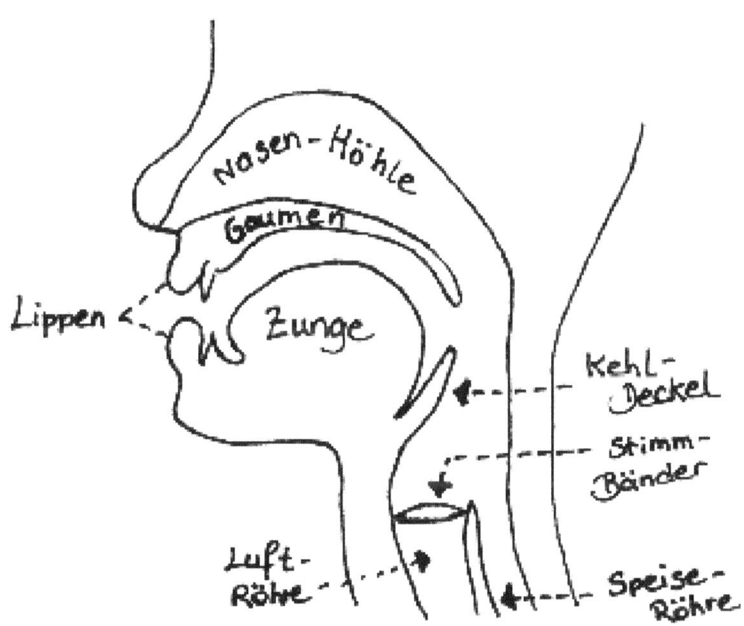

3a. Natürlich: der Mund!

Das Essen muss in den Mund - klar!
Feste Sachen kauen wir.
Dann schlucken wir sie runter.
Flüssiges fließt schnell in den Hals.
Wir schlucken es sofort.

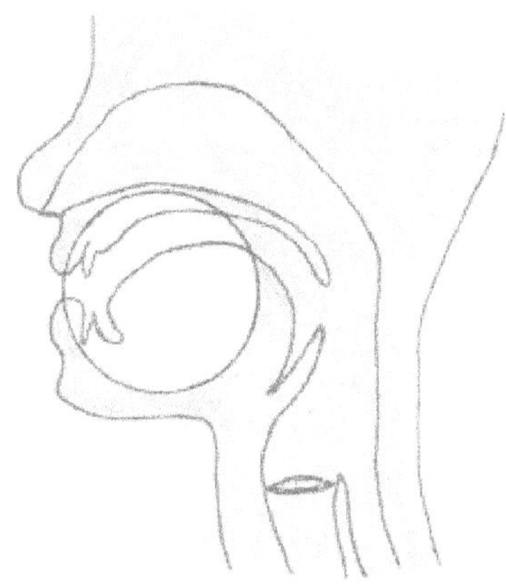

Erst kommt das Essen
in den Mund

Feste Nahrung:
Man muss kauen.
Das dauert eine Weile.

Die Nahrung bleibt im Mund.
so lange wir kauen,
Darf sie nicht in den Hals rutschen.

Das macht die Zunge:
sie hält alles zusammen.
Sie muss stark sein,
und geschickt.

Zum Kauen brauchen wir Zähne.
Alles muss zerkaut werden.
Mit Zahn-Schmerzen
klappt das nicht.

Oder:
Das Gebiss wackelt.
Kauen geht schlecht.
Es bleiben Stücke übrig.
Stücke kann man nicht schlucken.

Auch Krümel sind schlecht:
Man kann sie nicht zusammen halten;
sie geraten in den Hals.
Das ist gefährlich!

Es kann sein:
Etwas kommt unter das Gebiss.
Das tut weh.
Mit Schmerzen kann man nicht beißen.

Fleisch ist schwer zu kauen.
Vielleicht ist es zu fest
oder faserig.
Die Fasern verteilen sich im Mund.

Trockenes Fleisch oder
hartes Fleisch
bleibt stecken.

Alte Menschen...
haben wenig Kraft.
Sie kauen ein bisschen,
dann werden sie müde.

Sie hören auf zu essen,
möchten nicht mehr.

Sie essen dann zu wenig:
- zu wenig Kalorien,
- zu wenig Vitamine.

Der Körper wird immer schwächer.

Flüssigkeiten
fließen schnell überall hin.
Man muss fix sein,
sonst verschluckt man sich!

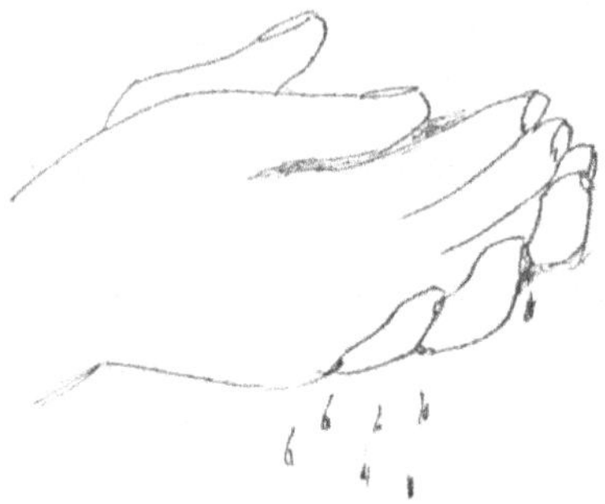

Wasser läuft durch jede Ritze

Man kann es nicht halten.

Mit einer Schluck-Störung
schluckt man langsam.
Getränke fließen in den Hals,
bevor der Schluck kommt.
Das ist gefährlich!
Es darf nicht passieren.

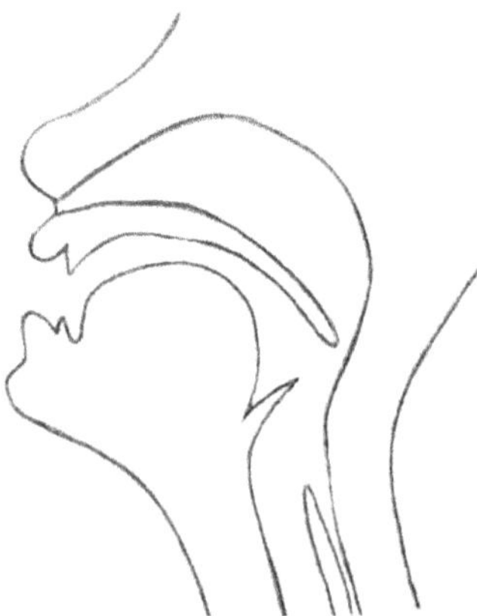

Kopf in den Nacken -

das ist gefährlich! ☹☹☹

Besser so ☺

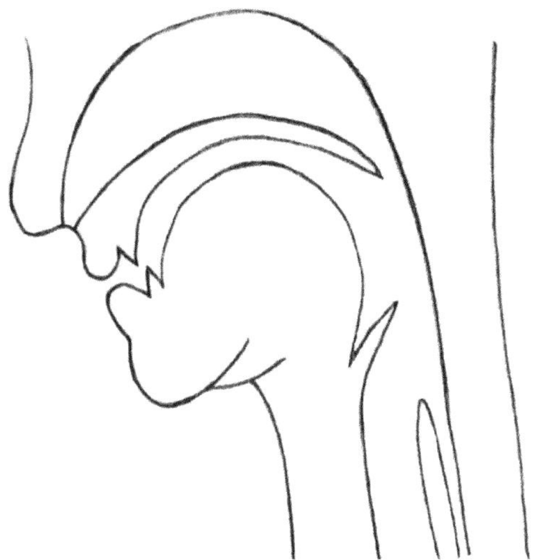

Kinn runter:

wenn es läuft, dann raus!

Kopf nach vorne, denn:
Flüssiges fließt Berg-ab.

Läuft was aus dem Mund?
Das macht nichts!
Besser aus dem Mund,
als in den Hals.
Immer ein Tuch benutzen.

Gut zu wissen:
Kleine Schlucke sind besser.
Einzelne Schlucke auch.
Das Glas öfter absetzen!

Manchmal muss man andicken.
Flüssiges fließt dann langsamer.
Das ist ein eigenes Kapitel:

Alles zum Trinken ab Seite 62.

3b. Der Rachen

Hier findet das Schlucken statt.

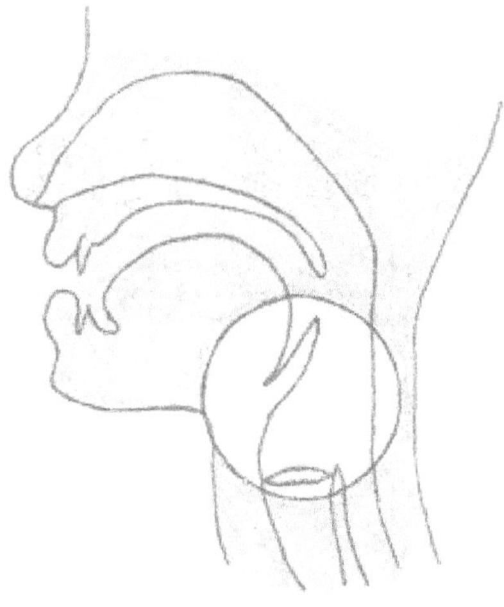

Am Ende der Zunge

           beginnt der Rachen

Legen Sie die Hand vorne auf den Hals.
Schlucken Sie.
Es bewegt sich etwas.
Das ist der Kehl-Kopf.

Wenn wir schlucken,
geht er rauf,
dann wieder runter.
Das ist der Schluck-Reflex.

REFLEX heißt:
Das geht automatisch.
Man kann mit Absicht schlucken.
Alles andere geht von alleine.

Gut zu wissen:
Luft-Röhre und Speise-Röhre
liegen hintereinander.
Erst kommt die Luft-Röhre
dahinter die Speise-Röhre.

Essen und Trinken müssen
ÜBER die Luft-Röhre
in die Speise-Röhre fließen.

Das geht so:

Die Stimm-Bänder schließen.
Der Kehl-Deckel
klappt auf die Luft-Röhre.

Schon gemerkt?
Beim Schlucken
kann man nicht atmen.
Denn:
Es ist ein Deckel auf der Röhre!

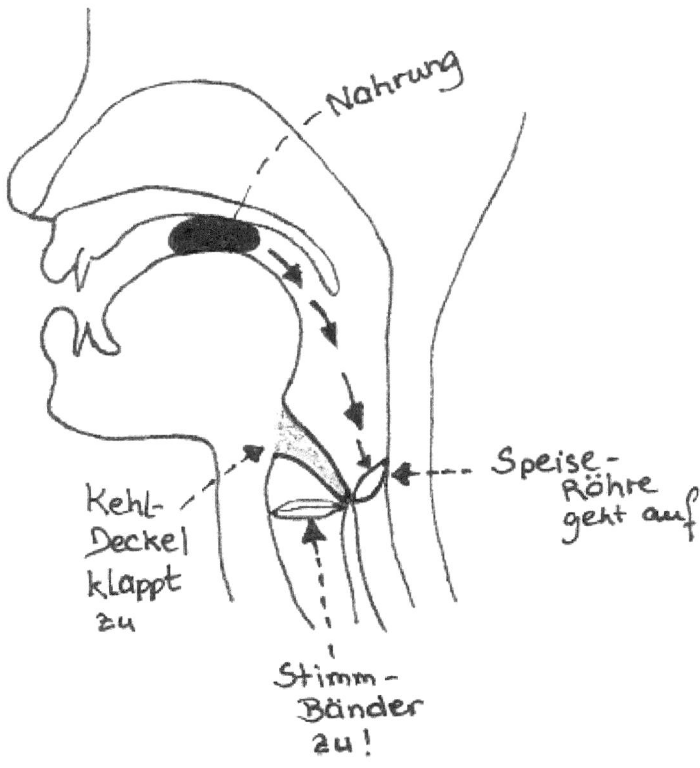

Der Weg der Nahrung

Essen, Trinken und Speichel
müssen gelenkt werden.
Sonst fließen sie
überall hin.

Das machen Muskeln.
Sie lenken das Essen
zur Speise-Röhre.

Wenn wir atmen
ist die Speise-Röhre zu.
Kommt Essen oder Trinken
oder auch Speichel,
muss die Speise-Röhre auf gehen.
Das machen andere Muskeln.

Wieder andere Muskeln
drücken das Essen runter
bis in den Magen.

Danach geht die Speise-Röhre
sofort wieder zu.
Der Deckel klappt auf.
Die Luft-Röhre geht auf.
Wir atmen weiter.

Nach dem Schlucken,
muss alles weg sein.
Nichts darf im Hals bleiben.
Sonst atmen wir das ein.

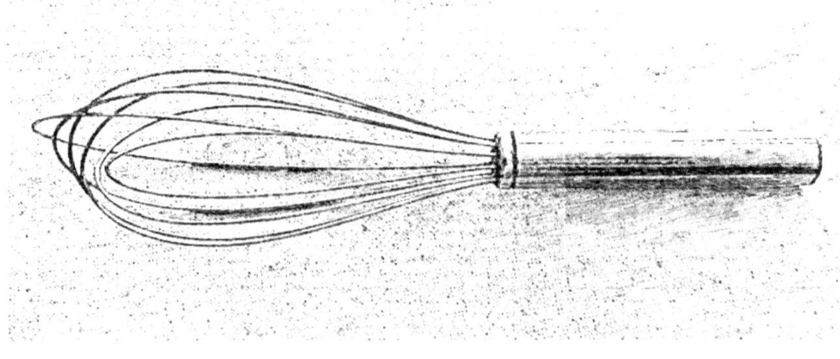

3c. Die Speise-Röhre

Die Speise-Röhre ist ein Schlauch.
Sie führt das Essen in den Magen.

Das Essen rutscht nicht nur.
Hier arbeiten Muskeln.
Sie drücken das Essen weiter.
Das geht sogar im Hand-Stand!

Die Muskeln können schwach sein
oder schlecht arbeiten.
Essen kann stecken bleiben.
Das Schlucken tut weh.

**Das muss ein Arzt sehen!
Nur der Arzt kann sagen,
was los ist.**

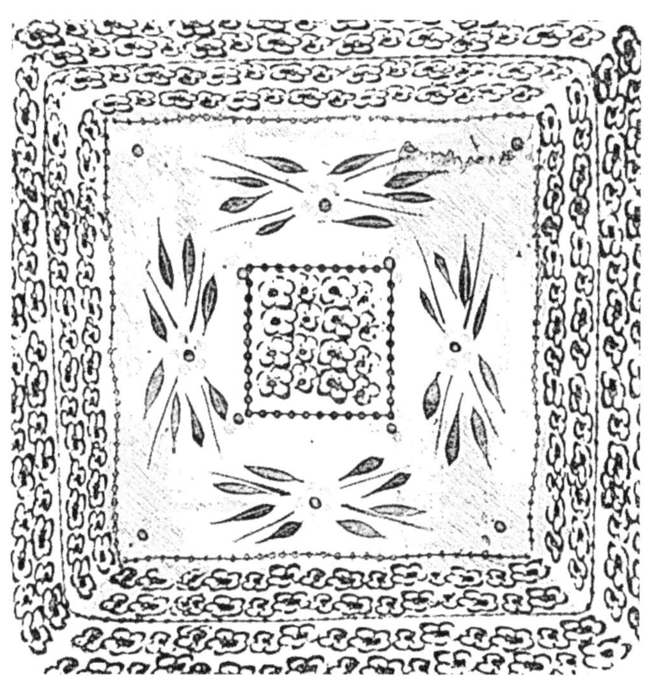

Schluck-Störung verstehen

Alte Menschen
bewegen sich langsam.
Sie können nicht mehr springen.
Die Muskeln werden weniger.
Die Sehnen sind weniger elastisch.

Das Gehen wird schwer.
Es wird wackelig.
Man braucht eine Geh-Hilfe.

Schlucken ist auch Bewegung!

Wir brauchen auch
Muskeln und Sehnen.
Sie sind klein,
es sind sehr viele.
Wenn sie schwach werden,
wenn sie langsam werden
wird Schlucken schwierig.

Man braucht Hilfe zum Schlucken.

Schluck-Störungen im Alter sind sehr häufig.

4. Eine gute Haltung

**Beim Essen und Trinken
hilft eine gute Haltung.**

4a. Sitzen

Alte Menschen kauen langsam.
Das Essen muss lange im Mund bleiben.
Eine gute Haltung hilft,
damit das Essen im Mund bleibt.

Diese Haltung ist richtig ☺:

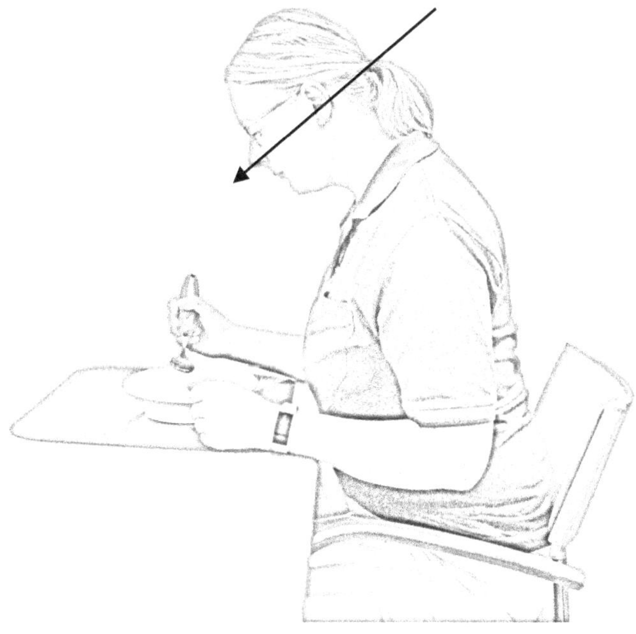

Der Teller ist nah.
Die Haltung ist gerade.
Der Po ist an der Lehne.
Die Nase zeigt nach unten.
Man macht ein Doppel-Kinn.

Vielleicht fällt Essen aus dem Mund.
Das ist unangenehm.
Jeder Mensch schämt sich dann!
Auch, wenn er dement ist.

Darum:
Immer ein Tuch unterlegen!
Den Menschen beruhigen.
Es kann nichts passieren.

Wichtig:
Essen läuft aus dem Mund -
das heißt:
Der Mund kann es nicht halten.

Achtung:
Was nach vorne läuft,
Läuft auch nach hinten.

Das heißt:
es läuft in den Hals
es läuft in die Luft-Röhre
Besser, es läuft auf den Schoß!
Da passiert nichts!

Darum:
Wenn Sie Essen anreichen
müssen Sie sich dazu setzen!
Den Teller nah stellen.
Dann wird die Kopf-Haltung besser.

Wenn man dabei steht,
muss der andere nach oben gucken.
Das darf nicht sein.
Wenn das Kinn nach oben zeigt,
fließt die Nahrung in den Hals.

Zum Unterscheiden:
Auf den nächsten Seiten
zwei SCHLECHTE Beispiele ☹:

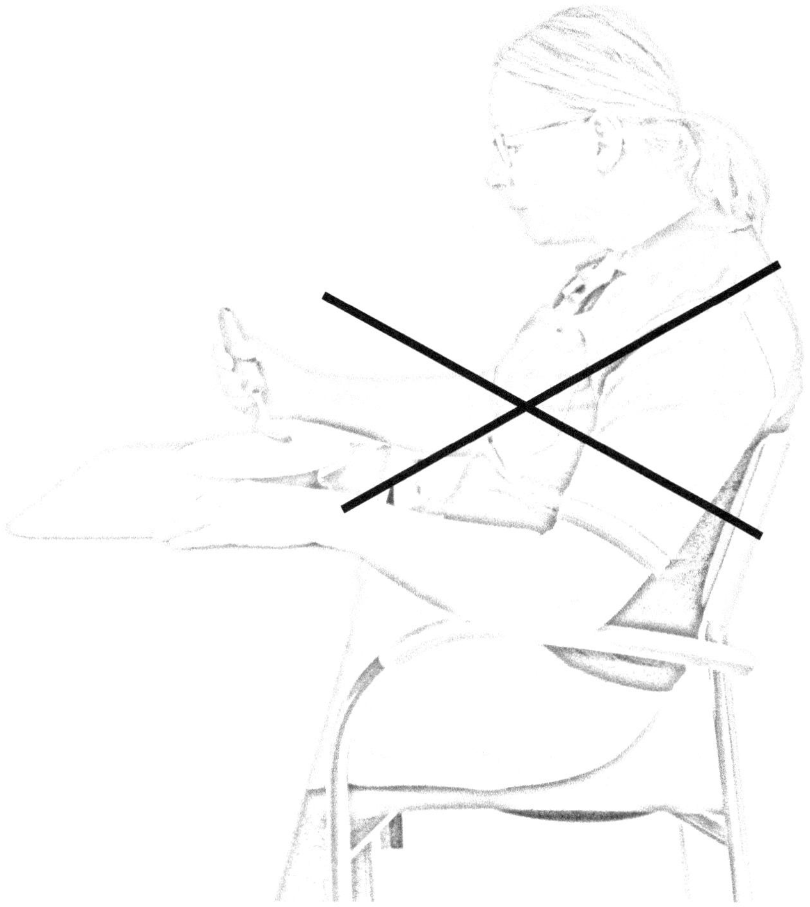

Der Teller ist weit weg.
Der Po ist nach vorne gerutscht.
Der Kopf kommt vor.
Der Nacken wird ganz steif.

Man braucht mehr Kraft zum Schlucken!

Probieren Sie selbst!
Es ist sehr unbequem.
Der ganze Körper spannt sich an.

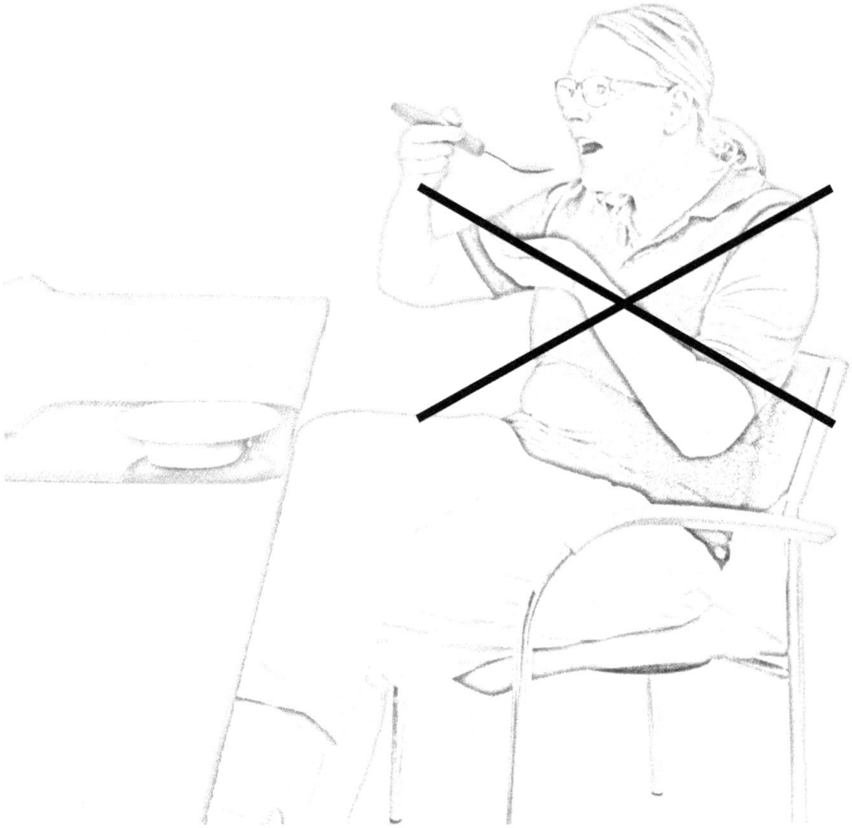

Schief sitzen -

dann verspannt der ganze Körper

Der Teller ist weit weg.
Man sieht das Essen nicht.
Der Kopf kommt vor.

Der Körper ist verdreht.
Der Rücken ist schlaff,
der Hals ist verspannt.

Fehlt die Kraft zum Sitzen?
Dann muss man
den Körper stützen.

4b. Liegen

Aufstehen geht nicht mehr?
Dann muss man im Liegen essen.
So geht das:

Entweder:
Man liegt auf dem Rücken

Das Kopf-Ende ist hochgestellt.
Ein Kissen direkt hinter dem Kopf.
Dann ist der Kopf gerade.

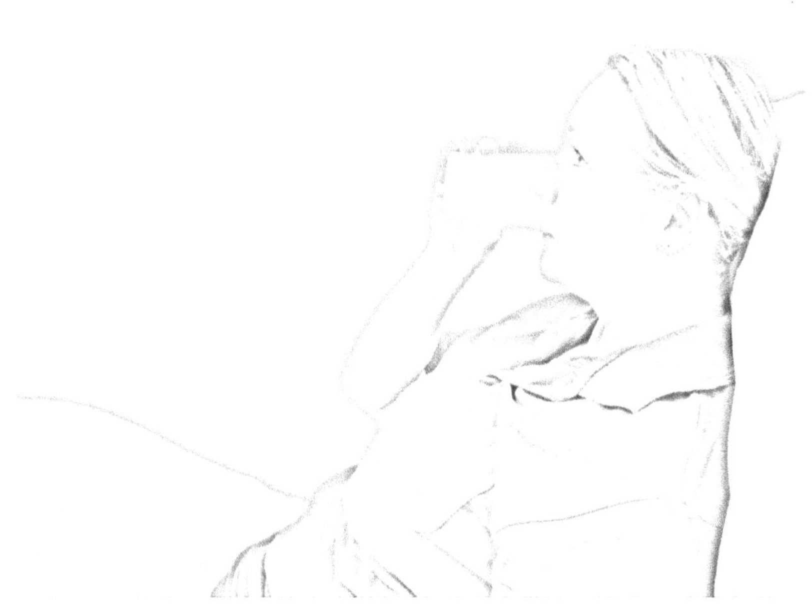

Kopf gerade - dann kann man trinken! ☺

Damit man nicht rutscht:
Eine Popo-Bremse bauen.

Haben Sie ein Kranken-Bett?
Stellen Sie das Fuß-Ende hoch.
Oder: eine Rolle direkt vor den Po.
Oder: ein Kissen unter die Knie.

So liegt man richtig ☺:

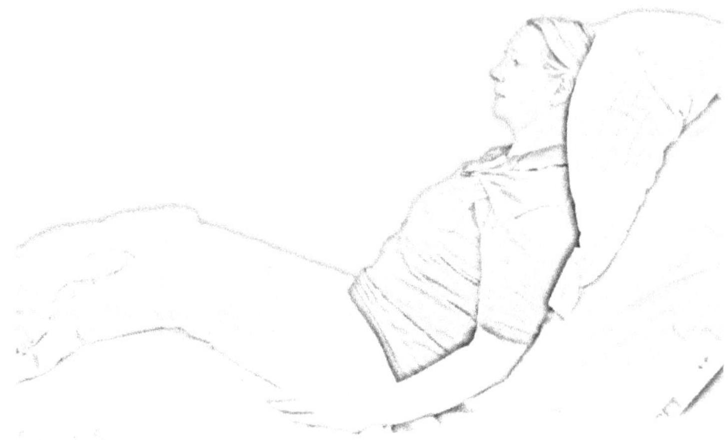

Fuß-Ende hoch gestellt.

Auch gut ☺:

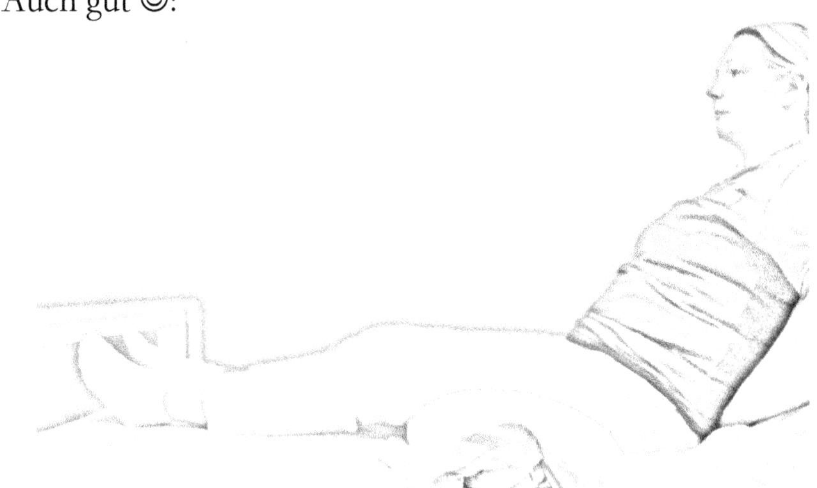

Eine Rolle vor den Po.
Eine Decke, ein Hand-Tuch,
oder ein Kissen.

Oder auf der Seite: ☺

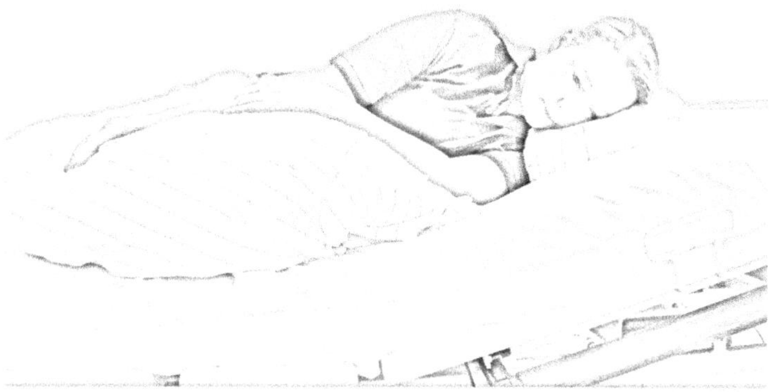

Das Kopf-Ende etwas höher.
Kissen vor den Bauch
und hinter den Rücken.

Die Nase nach unten.
Wenn etwas fließt,
soll es raus fließen.
Immer ein Tuch unterlegen.

Die richtige Kopf-Position ☺

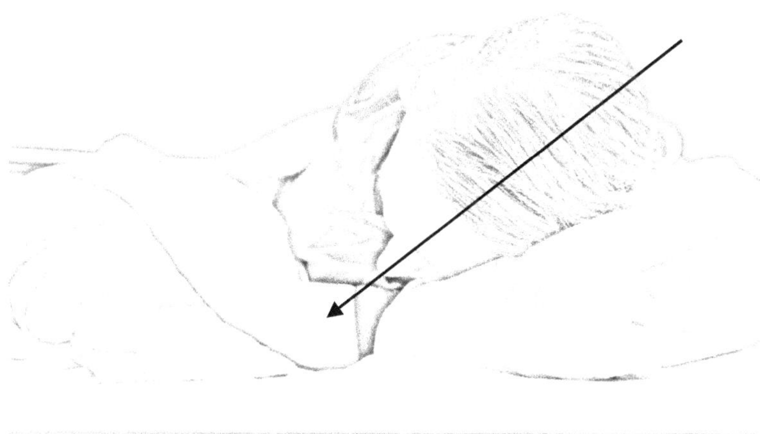

Ein Polster im Rücken
so fühlt man sich sicher ☺

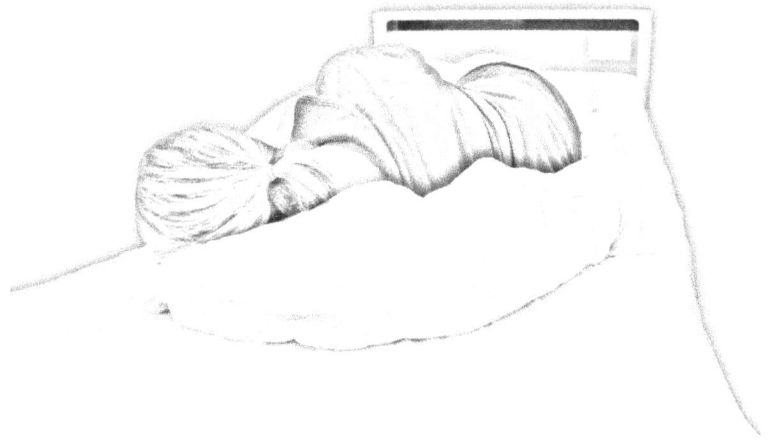

Auch gut ☺:

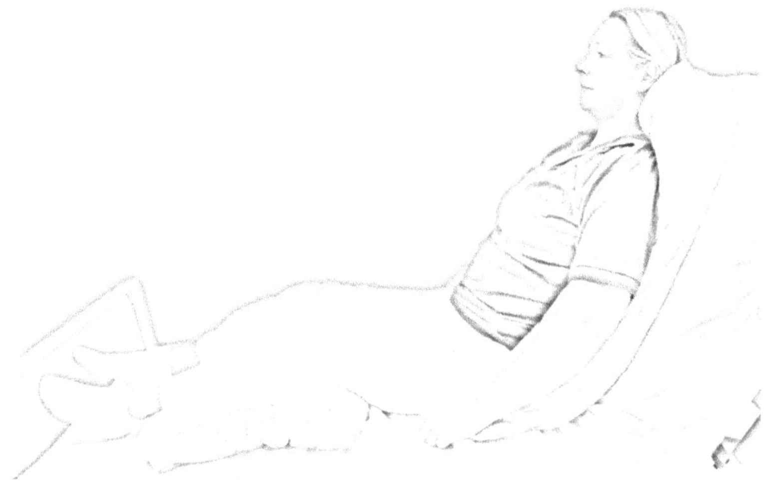

Eine gerollte Decke
um den Körper legen.
Ein Kissen unter die Knie.
So sitzt man sicher.

Das hilft ☺:

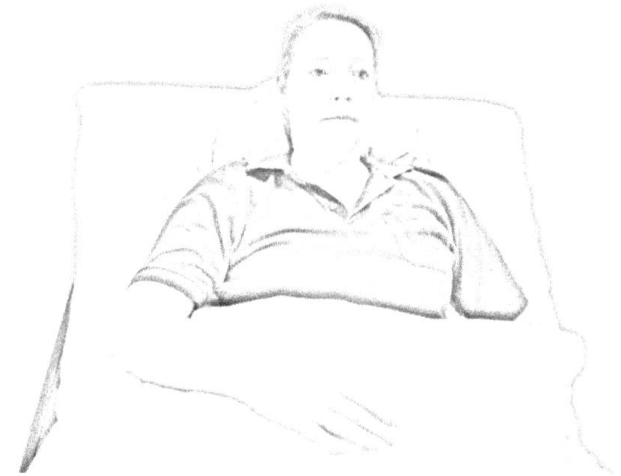

Einen gelähmten Arm
auf ein Kissen legen.

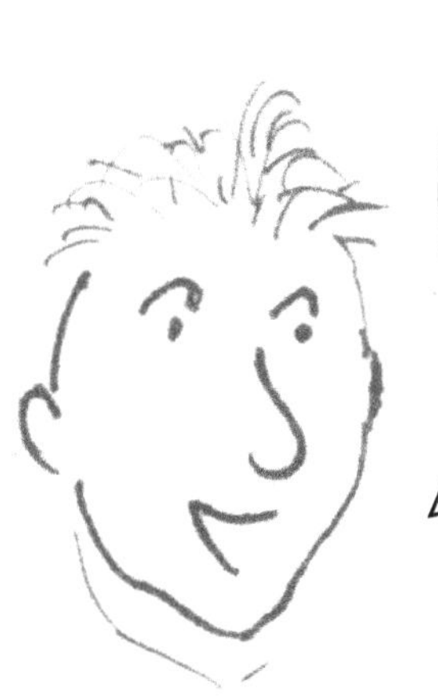

**Zum Unterscheiden
einige SCHLECHTE Beispiele ☹:**

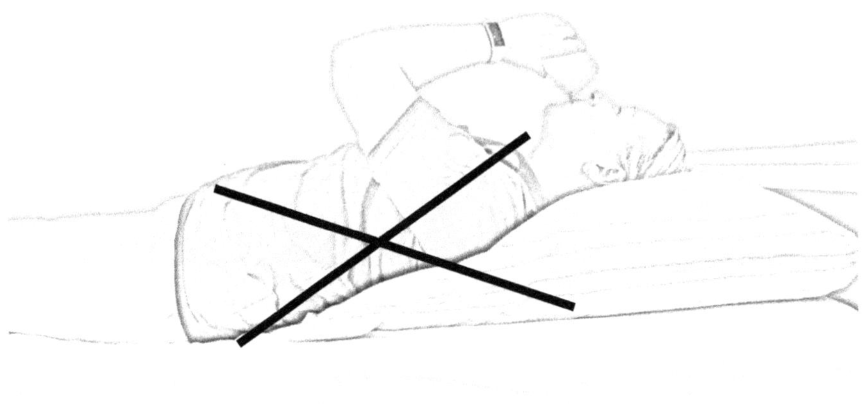

Flach auf dem Rücken
Verschluckt man sich bestimmt! ☹☹☹

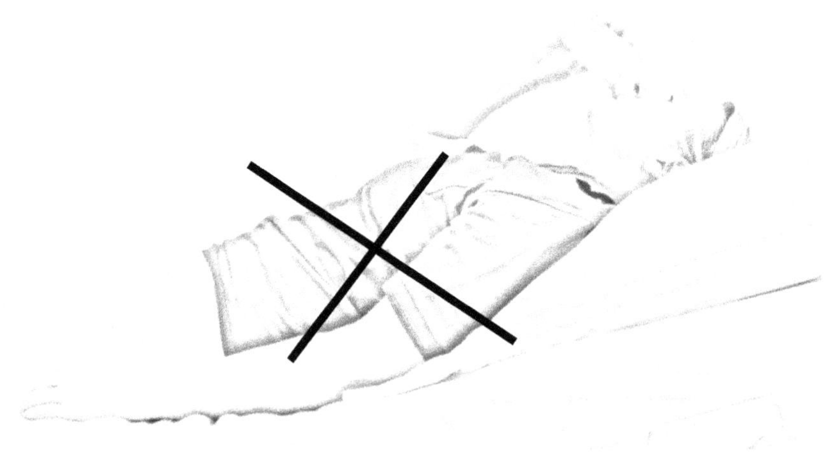

Ein bisschen höher reicht NICHT! ☹☹☹

Achtung!
Das geht schief ☹:

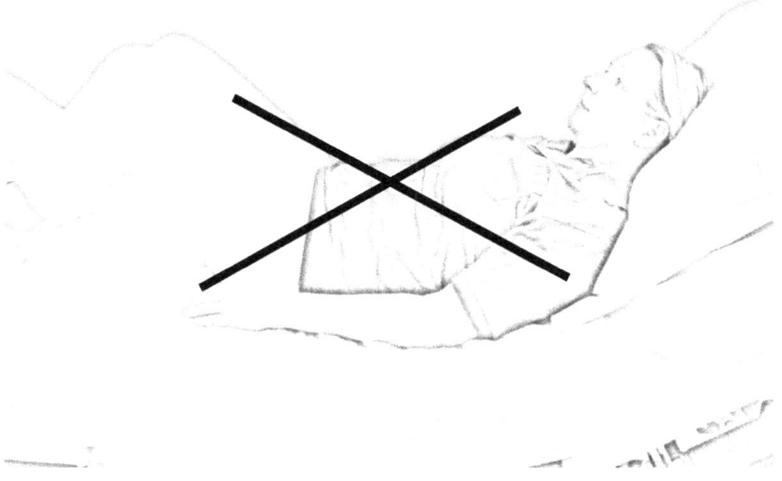

Das ist passiert:
Ohne "Popo-Bremse"
das Kopf-Ende hoch gestellt.

Man rutscht nach unten ☹☹☹.

Dann knickt der Kopf ab,
der Brust-Korb sackt ein
der Rücken tut weh.

Man kann nicht gut schlucken,
nicht gut atmen,
nicht husten,
sich nicht strecken
sich nicht mehr bewegen.

5. Essen, was man kann

Jeder weiß:
Klavier spielen
übt man am Klavier.
Schreiben
mit Stift und Papier.

Schlucken übt man
wenn man schluckt.
Kauen übt man
durch Kauen.

Logisch, oder?
Um Schlucken zu üben,
Soll man essen,
was man kann.
Das trainiert!

Fragen Sie die Logopädin:
"Was kann er essen?"
"Was kann sie essen?"
Manches ist leicht -
anderes schwer zu essen.

Aber: was ist leicht?
Was ist schwer?
Dafür gibt es Regeln.

Eine große Hilfe
für Ihre Logopädin
Ist der IDDSI - Standard[1]
Schauen Sie auf Seite 98.

Fragen Sie die Schluck-Therapeutin:
Welche Stufe passt?
Für's Essen
und Trinken.

---

[1]IDDSI bedeutet: "Die internationale Initiative zur Vereinheitlichung der Ernährung bei Schluckstörungen"

5a. Allgemeine Regeln

Essen, das zusammen hält
ist gut.
Körner und Krümel
sind schlecht.

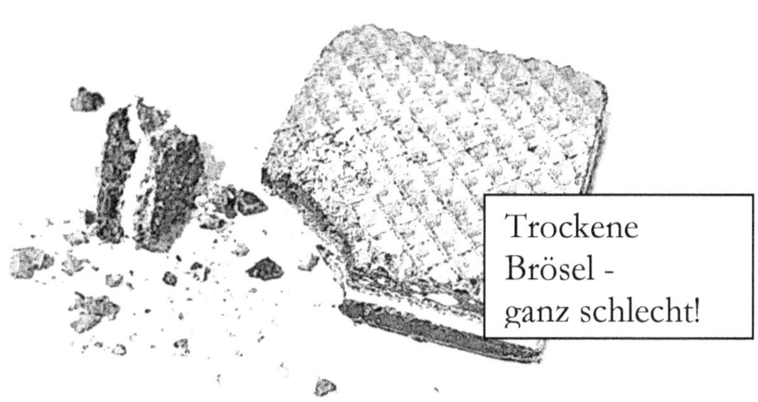

Zähe, klebrige Sachen
kleben auch im Hals.
Man kann sie schlecht schlucken.

Beispiele:
- zu dickes Püree
- Karamell
- Erdnuss-Butter
- zu feste Gelatine
brauchen viel Kraft!

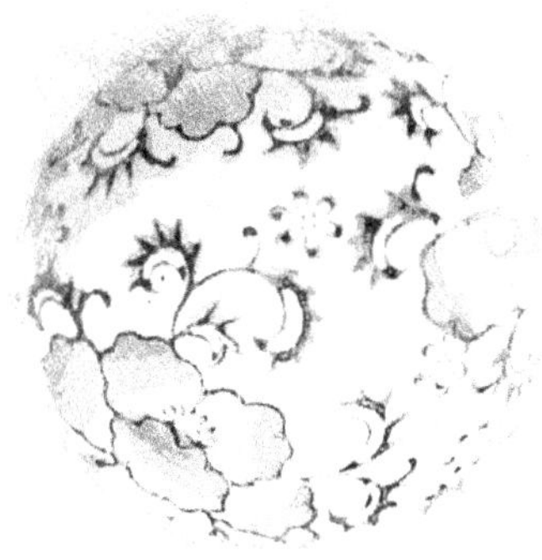

5b. Schwierige Lebens-Mittel

Für alte, geschwächte Menschen,
Menschen mit Demenz,
Diese Speisen weg lassen.

Brot	Körner-Brot Brot mit harter Kruste Knusprige Brötchen
Brot-Belag	Roher Schinken
	Käse mit Pfeffer-Körnern oder Nüssen Klebriger Käse/Schmier-Käse
	Marmelade mit großen Stücken
Getreide	Müsli mit Milch
Mittagessen	Suppen-Nudeln, lange Nudeln (z.B. Spaghetti) körniger Reis
	Spargel, Porree, Brechbohnen, Erbsen, Linsen, Mais (Schalen!) Roher Salat mit Soße
	hart gekochte Eier
	Rindfleisch, Wild Paniertes, hartes Schweinefleisch Krümeliges Hackfleisch
Suppen	Dünne Brühe mit Einlage
Obst	Ananas, Trauben, Beeren mit Kernen, Zwetschgen, Apfelsinen, Mandarinen Dosen-Obst mit Saft
Süßes	Schokolade mit Nüssen Pralinen mit Nüssen oder flüssiger Füllung Krümelige Kekse
Getränke	Wasser mit Kohlensäure

5c. Besser essen!

Diese Nahrungs-Mittel
sind leichter zu essen.
Sie schmecken auch lecker!

Brot	Brot mit fein gemahlenen Körnern
	Harte Kruste abschneiden
	Weiche Brötchen
Auf's Brot	Feine Tee-Wurst
	Würziger Schnitt-Käse
	Samt-Marmelade
Getreide	Müsli ohne Nüsse
	über Nacht eingeweicht
Mittagessen	Kartoffeln
	Püree
	Blumenkohl, Brokkoli, Avocado
	Rote oder gelbe Linsen ohne Schale,
	Zucchini, Kohlrabi, Möhren
	Schön feuchtes Rühr-Ei
	Hähnchen, Pute
	Gebundene Hackfleisch-Soße
Suppen	Brühe ohne alles (Flüssigkeit - siehe S. 63)
	Gebundene Brühe
	(mit Püree-Flocken, Stärke oder Tapioka)
Obst	Bananen, Aprikosen, Kiwi
	Pfirsiche aus der Dose ohne Saft!
Süßes	Schokoladen-Pudding
	Nugat (ohne Nüsse)
	Weicher Rühr-Kuchen
	Torte ohne Stücke
Getränke	Stilles Wasser mit Saft

5d. Problem: Misch-Konsistenz

Es gibt Flüssiges - und Festes,
Weiches, Zähes, Krümeliges,
das sind **Konsistenzen**.

Wenn man die mischt, ist das eine
Misch-Konsistenz.

Misch-Konsistenz - das heißt:
man muss kauen -
und gleichzeitig schnell schlucken.
Das geht schief!

Flüssigkeiten fließen schnell.
Man muss schnell schlucken.
Festes muss man kauen.
Es muss im Mund bleiben.

Hartes muss man lange kauen.
Krümel muss man fest halten.
Brei rutscht leicht.
Klebriges braucht Kraft.

Verschiedene Konsistenzen im Mund
brauchen viel Geschick!
Wenn wir gesund sind,
merken wir das nicht.

Oder kennen Sie das?
Sie essen eine Orange.
Sie ist sehr saftig.

Sie kauen,
Flüssigkeit läuft raus.
Direkt in den Hals.
Auch ein gesunder Mensch
verschluckt sich leicht!

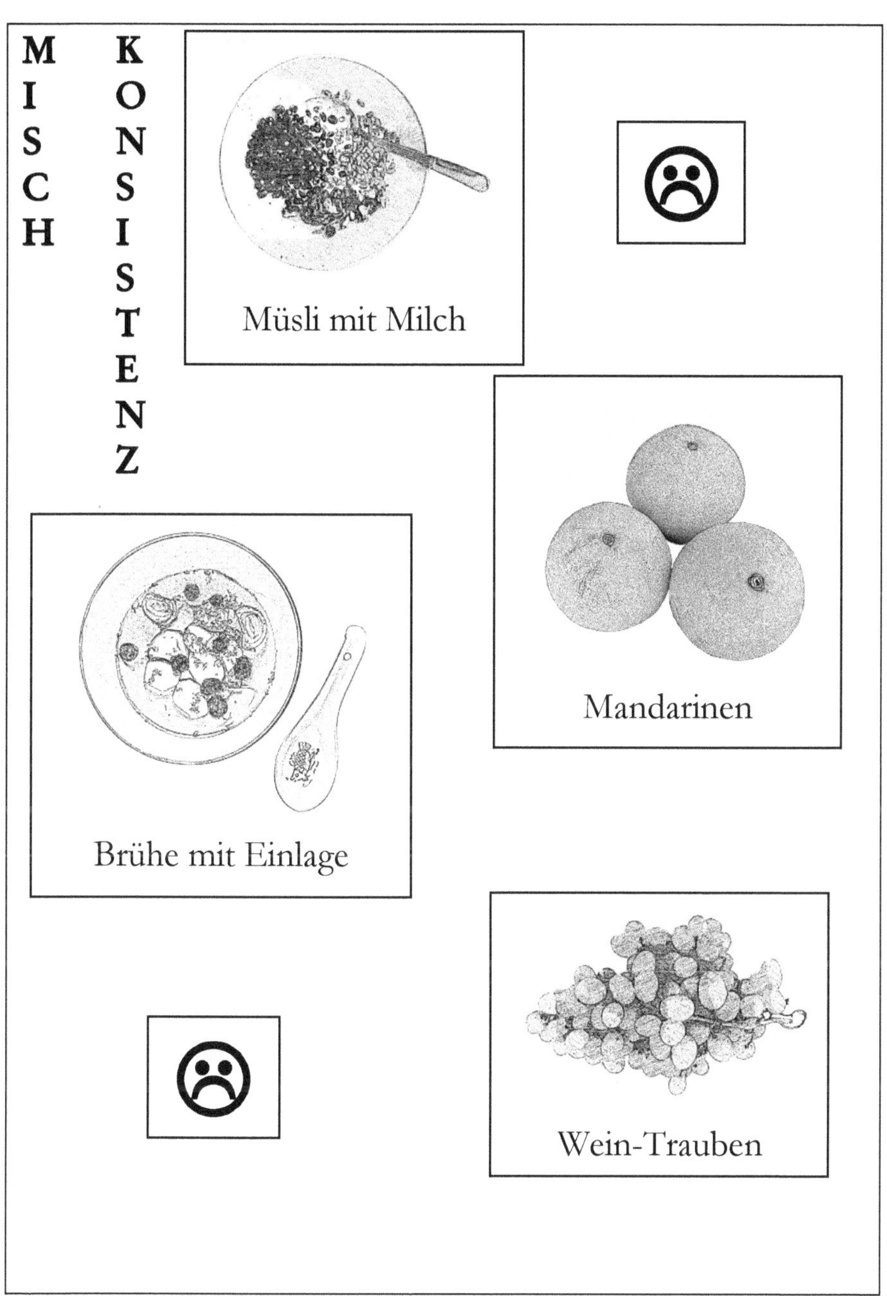

Beispiele für Misch-Konsistenzen.
Sie sind schwierig zu essen.
Besser weg lassen!

5e. Beobachten!

Sie können selbst sehen,
ob das Essen Probleme macht.

Schauen Sie hin:
Das Kauen dauert lange?
Der Mund wird nicht leer?
Er oder sie muss dazu trinken?

Klebt etwas an den Zähnen?
Liegen Krümel auf der Zunge?
Sind die Wangen-Taschen voll?

Hier einige Beispiele:

Ist das Essen zu hart?
Nächstes Mal weicher kochen.
Das geht nicht?
Besser weglassen!

Ist der Mund trocken?
Brot einstippen.
Joghurt dazu essen.
Cremesuppe dazu essen.
Mehr dazu auf Seite 80.

War der Bissen zu groß?
Besser: das Essen vorbereiten.
Kleine Stücke schneiden:
nicht größer als 1,5 cm.
Einen kleinen Löffel nehmen,
oder eine kleine Gabel.

Viel Schleim im Hals?
Auf Milch-Produkte verzichten.
Sie machen den Speichel zäh.
Man braucht Kraft zum Schlucken.

Vorsicht mit Süßem!
Zu viel Zucker klebt -
und er macht viel Speichel
er schmerzt an den Zähnen.
Besser weg lassen!

Selber essen ist besser!

Wer selbst essen kann,
soll das tun!
Auch, wenn es lange dauert.

Die Hand kommt nicht zum Mund?

Die Hand stützen,
Tasse oder Glas.
Müssen Sie anreichen?
Tipps dazu stehen ab Seite 58.

Benutzen Sie Hilfs-Mittel:

Teller, die warm halten.
Eine rutsch-feste Unterlage.
Besondere Becher
und anderes.
Ab Seite 87 finden Sie Beispiele.

Mit der Zeit wissen Sie, was geht.
Jeder Mensch ist anders.
Jede Störung auch.
Schauen Sie hin -
Erkennen Sie auch Veränderungen.

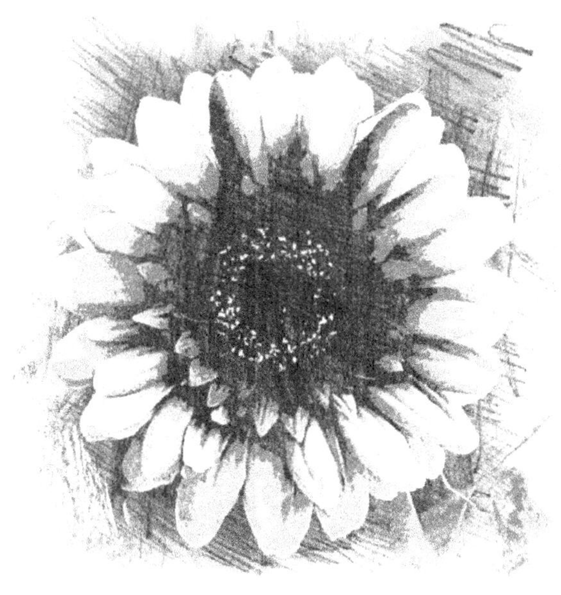

5f. Essen anreichen

Selber essen geht nicht mehr?
Die Hand kommt nicht zu Mund?
Dann muss man anreichen.
Das kann schwierig sein.

Auch hier gilt:
Ein paar Regeln,
ein bisschen Wissen -
das macht es leichter.

Vorbereitung:
Setzen Sie sich dazu.
Das ist sehr wichtig!

Nehmen Sie sich Zeit.
Den Teller nah ran stellen.
Man will sehen, was man isst!

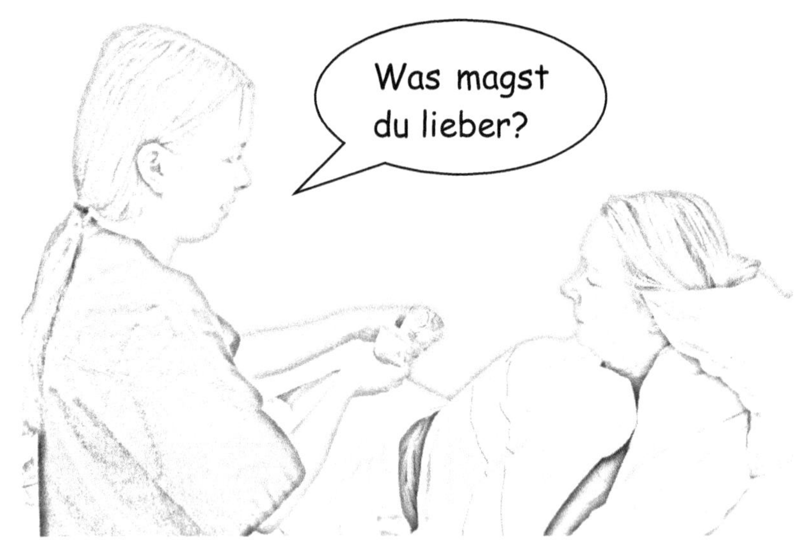

Wenn es schmeckt,

schluckt man besser!

Wie viel darf ich geben?

Ausprobieren!
Am Anfang wenig.
Mit der Zeit wissen Sie,
wie viel geht!

Nahrung **mitten auf die Zunge**.
Auf das Schlucken warten.
Ist der Mund leer?
Dann erst der nächste Löffel.

Ist noch was im Mund?
Sagen Sie: "Schluck noch mal nach!"
Geben Sie Zeit.

Ein gesunder Mensch schluckt nach.
Wenn das nicht klappt:
ganz wenig Essen dazu geben.
Dann klappt das häufig.
Mit der Zeit wird der Mund leerer.

War der Löffel zu voll?
Den nächsten kleiner machen.

Beim Essen nicht reden.
Besser: anschauen, lächeln.
Sagen Sie: "Ich bin jetzt mal still"

Ist der Mund leer?
Fragen Sie: "Möchtest du mehr?"
Man sieht, ob noch was drin ist.

Ist der Rachen leer?
Sagen Sie: "Huste mal fest!"
Oder: Sie machen es vor.
Man kann hören,
ob noch Nahrung im Hals ist.

Am Ende sagen Sie immer:
"Schluck noch mal nach!"

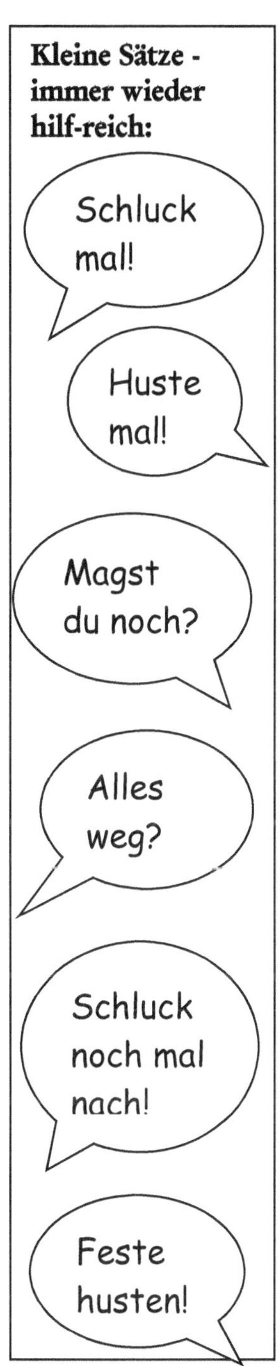

5g. Essen leicht gemacht

Diese Regeln
machen Essen leichter.

Beim Essen:
Aufrecht sitzen.
Das Kinn auf die Brust.

Beim Essen nicht sprechen!

Zeit lassen:
Erst gut kauen,
dann kräftig schlucken.
Noch einmal schlucken.

Beim Trinken:
Einen kleinen Schlucke nehmen.
Das Glas wieder absetzen.

Essen und Trinken trennen:
Erst den Mund leeren,
dann einen Schluck trinken.

Bei Verschlucken:
Vorbeugen,
kräftig husten lassen.
Nicht auf den Rücken klopfen!
Sagen Sie immer wieder:
"Feste husten!"
"Und noch mal schlucken"

Bei Atemnot: 112 wählen - Notarzt rufen!

Nach dem Essen:
20 Minuten aufrecht sitzen bleiben.
Den Mund reinigen.
Schauen Sie auf Seite 70

Wie viel auf den Löffel?
Das ist verschieden!

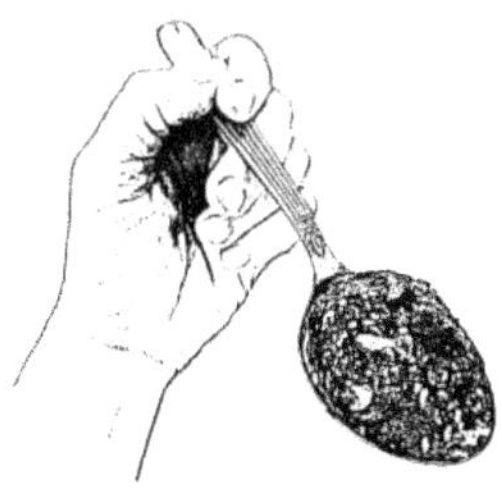

Löffel zu voll? Gefährlich

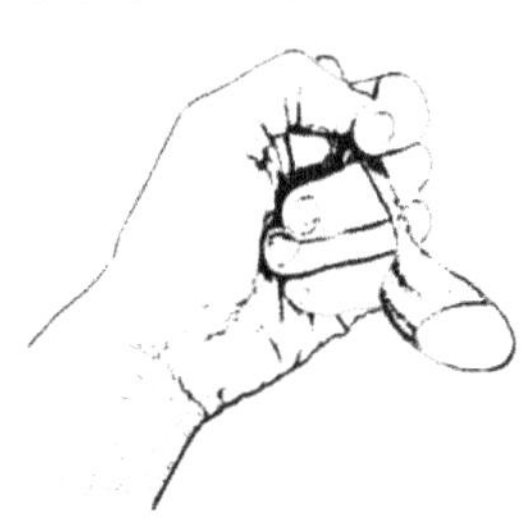

Zu wenig? Auch schwierig!

Zu viel -
schafft die Zunge nicht.
Zu wenig -
spürt man nicht.
Es kann sein:
der Schluck kommt nicht.

Man muss beobachten!
Sie finden das raus!

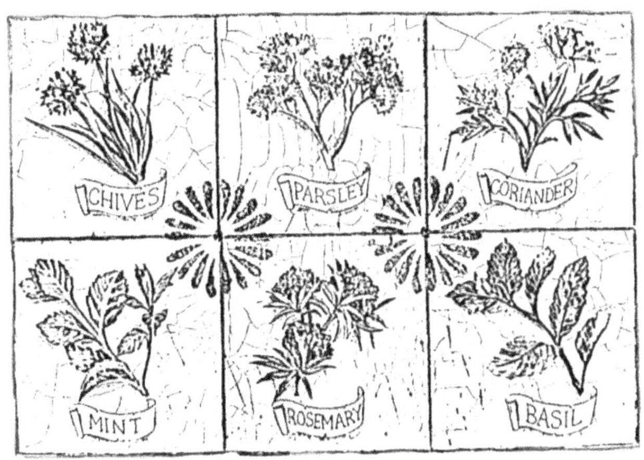

6. Trinken
6a. Allgemeines

Flüssiges läuft schnell in den Hals.
Man muss gut aufpassen.

Anreichen ist schwierig.
Selbst trinken ist besser.
Es geht ganz automatisch.

Darum:
Wenn möglich
den Becher in die Hand geben.
Stützen Sie den Becher
oder die Hand.

Schnabel-Becher sind schlecht!
Besonders beim Anreichen.
Man weiß nicht:
Wann kommt was in den Mund?
Wie viel fließt rein?
Das ist ein Problem!

Und:
Man kann das Getränk nicht riechen.

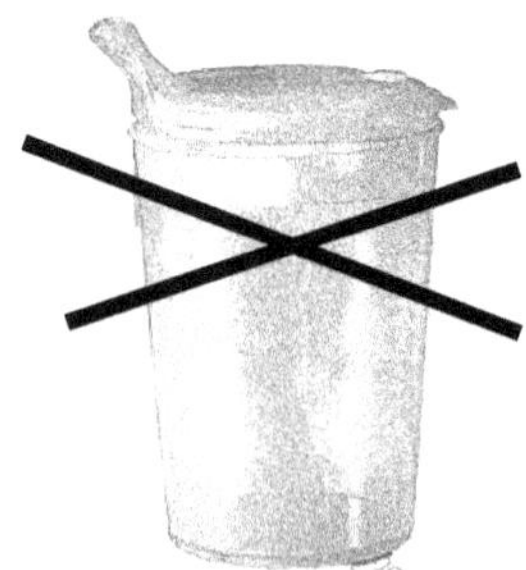

☹☹☹ Keine Schnabel-Becher!
Hilfs-Mittel stehen auf Seite 87

Auch schlecht ☹☹☹:

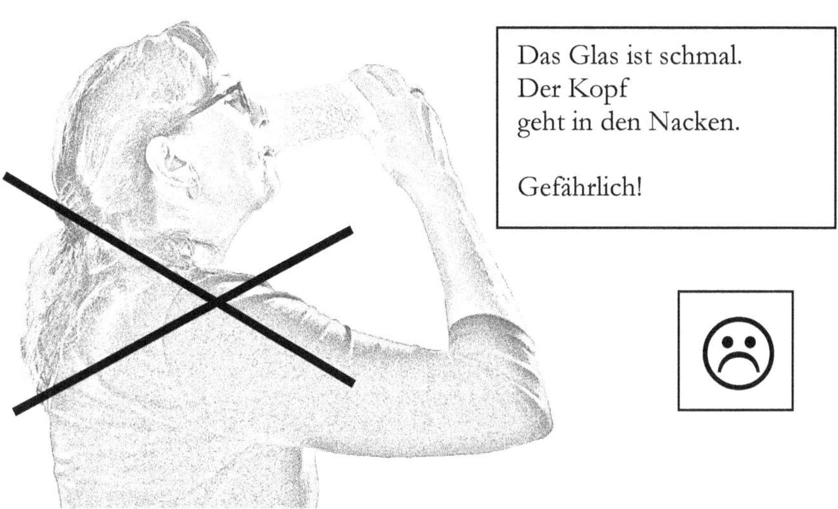

Das Glas ist schmal.
Der Kopf
geht in den Nacken.

Gefährlich!

Viel besser ☺:

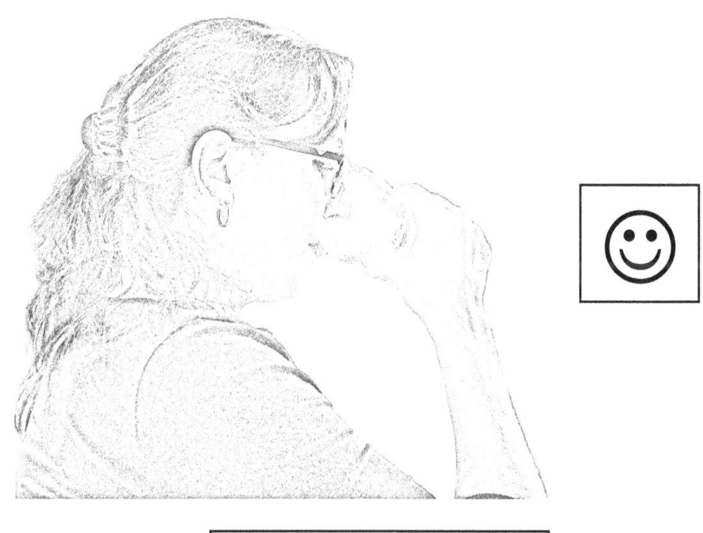

Das Glas ist weit,
die Nase passt rein.
Das Kinn bleibt unten.
Nichts läuft in den Hals!

Schlechte Idee ☹☹☹:

In einem Zug
ein ganzes Glas trinken?
Das geht schief.

Besser:
Immer wieder
den Becher absetzen.
Beim Anreichen:
Nach jedem Schluck!

Gut ☺:

Der Becher ist durchsichtig.
Man sieht die Flüssigkeit.
Man sieht, was in den Mund kommt.

Wichtig:

Geben Sie Zeit.
Sagen Sie:
"Schluck noch mal!"

Bei Verschlucken:

Beruhigen!
Nicht klopfen.
Nach vorne beugen.

Sagen Sie:
"Feste Husten!"
"Schluck noch mal!"

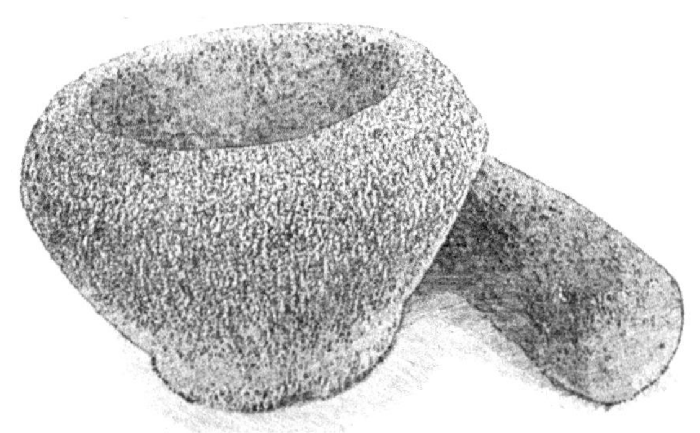

6b. Andicken

Manche Menschen schlucken langsam.
Dann muss man andicken.
Viele mögen das nicht.
Es schmeckt anders.

Zum Andicken gibt es Pulver.
Das gibt es in der Apotheke.
Man bekommt es ohne Rezept.

Es gibt verschiedene Sorten.
Probieren Sie, welches Sie mögen.

Es kommt auch auf das Getränk an.
Manche sind ok,
andere nicht.
Probieren Sie aus!

Das sind unsere Erfahrungen:

Ganz OK ☺	Schmeckt NICHT ☹
Stilles Wasser mit Saft	Wasser ohne alles
Apfel-Saft oder anderer Saft	Wasser mit Kohlen-Säure
Fanta, Malz-Bier	Cola, Sprite, Bier
Kaffee oder Tee	Milch, Kakao
mit Milch oder Zucker	

Die Anleitung steht auf der Packung.
Wenn es nicht klappt,
fragen Sie in der Apotheke,
oder ihre Sprach-Therapeutin.

Wie dick muss das sein?
Das weiß die Schluck-Therapeutin.
Der IDDSI Standard hilft auch.
Schauen Sie auf Seite 98

Fragen Sie nach!

Achtung!

Wenn man andicken muss,
gilt das für alles:

Jedes Getränk, jede Suppe,
auch flüssige Medikamente.

Wie dick?
Das weiß die Logopädin
oder Sprach-Therapeutin!

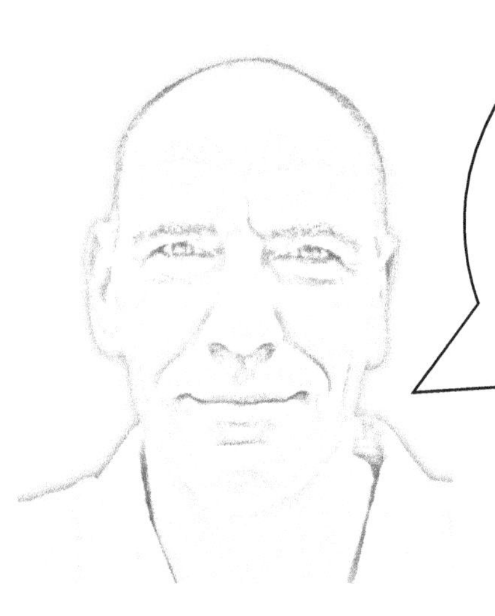

Dicke Getränke
muss man löffeln.
Es fühlt sich nicht an wie trinken.
Das fühlt sich an wie essen.

**Wenn ein Mensch nicht versteht,
muss man ihm helfen.**

7. Ideen…

- dicken Saft als Nachtisch geben,
- dicken, süßen Kaffee auch;
- dicke Brühe als Suppe geben.

Das Mittel löst sich im Magen auf.
Der Körper hat die Flüssigkeit!

Man kann auch andicken mit:
Kartoffel-Flocken
Schmelzflocken
und Baby-Brei

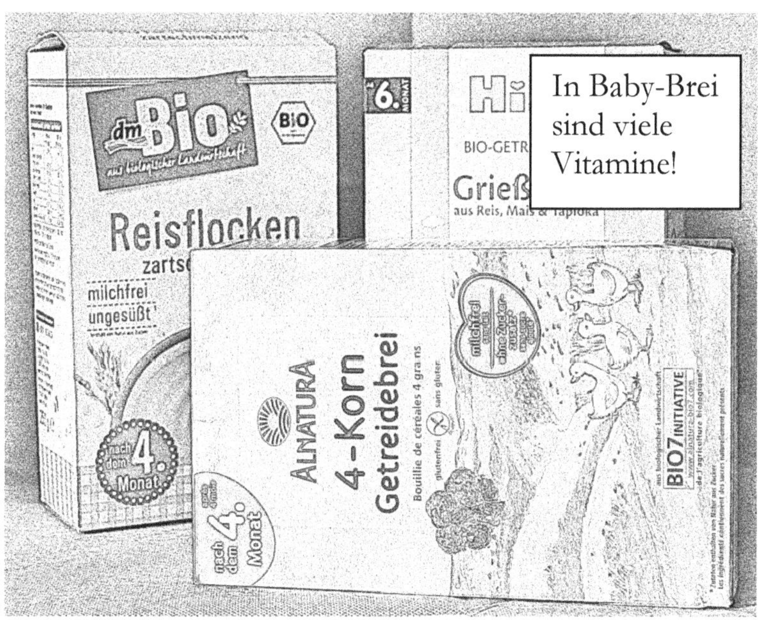

**Auf der nächsten Seite
stehen einige Ideen.**

**Achtung:
Es dürfen keine Stücke drin sein.
Es muss so dick sein,
wie die Logopädin sagt.**

…und Rezepte!

> ## Beachten Sie:
> Hier keine Mengen-Angaben!
> Ihre Logopädin weiß,
> wie dick-flüssig das sein muss!

Lecker und gesund:

- Malzbier und Bananen-Saft (halb und halb)
andicken mit Vollkorn-Brei-Flocken

- Brühe und Vollmilch
andicken mit Reis-Brei-Flocken

- Brühe mit Hirse-Brei-Flocken

- Kaffee mit Soja-Vanille-Milch (halb und halb)
andicken mit 7-Korn-Brei

- Fanta mit Reis-Brei-Flocken

- Tomatensaft mit Getreide-Brei-Pulver

- Möhrensaft und Bananensaft (halb und halb)
andicken mit Schmelzflocken

Die Brei-Flocken sind für Kinder,
darum sind Vitamine drin,
Mineral-Stoffe,
vieles, was der Körper braucht.

Das ist gut,
wenn man wenig essen kann.

Probieren Sie aus, was schmeckt!

Wenn der Wunsch
allzu groß wird
(Bitte VORSICHTIG sein!)

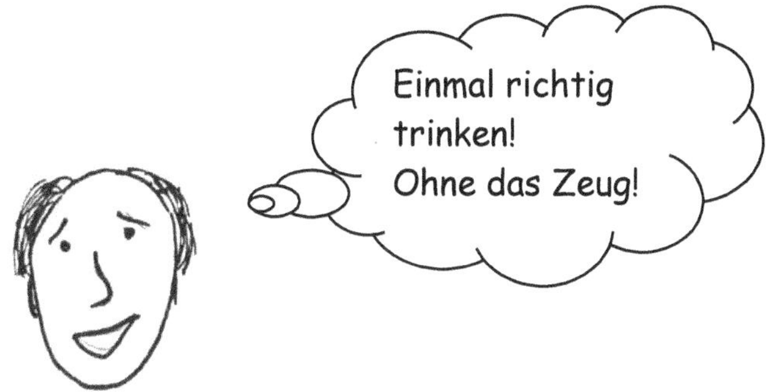

Einmal einen Schluck trinken,
ohne andicken?
Geht das?

Ja, das geht - wenn man vorsichtig ist.

Eine KLEINE Menge
stilles Wasser,
Tee ohne alles
oder schwarzer Kaffee
ist möglich.

Wichtig:

Kein Zucker!

Kein Fett!

Keine Säure!

Die sind schlecht!
Sie schaden der Lunge.

8. Zähne putzen

**Bei Schluck-Störungen
muss der Mund sehr sauber sein!**

Warum?

Essens-Reste spürt man nicht.
Sie können in den Hals fallen.
Man verschluckt sich leicht.

Beim Mittags-Schlaf
rutschen die Reste in den Hals.
Das ist sehr gefährlich!

Im Mund sind Bakterien.
Es gibt gute Bakterien,
und schlechte Bakterien.
Essens-Reste im Mund
helfen den schlechten Bakterien.
Sie werden immer mehr.

Schlechte Bakterien im Speichel,
kommen in die Nahrung.

Wenn man sich verschluckt,
an Speichel oder Nahrung
kommen schlechte Bakterien in die Lunge.

Verschlucken ist schlimm.
Mit schlechten Bakterien drin
ist es viel schlimmer!

Darum:
Nach dem Essen Zähne putzen.
Oder den Mund ausspülen.
Die Prothese raus nehmen
und abspülen.

Wenn das nicht geht:

Man kann auch
den Mund auswischen.
Dazu brauchen Sie:

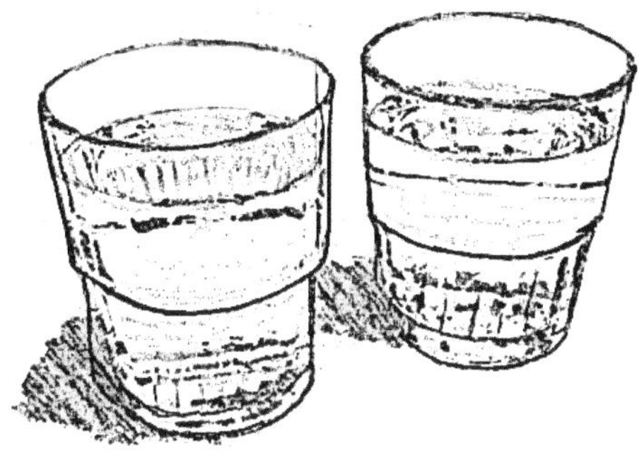

2 Gläser Wasser

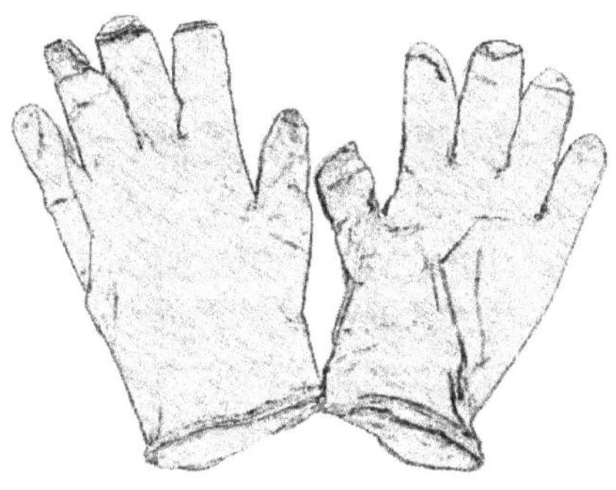

Einweg-

Hand-Schuhe

(ohne Latex?)

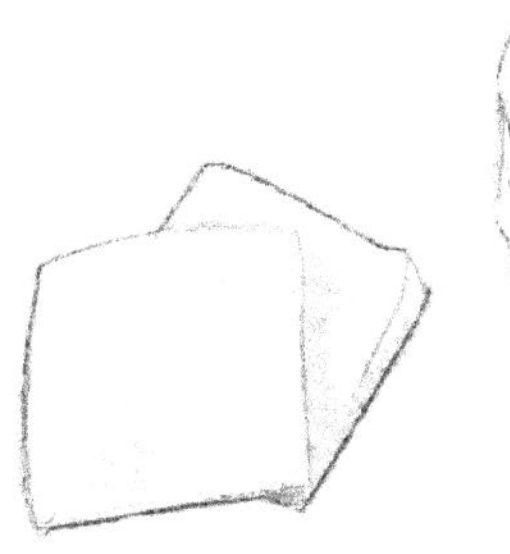
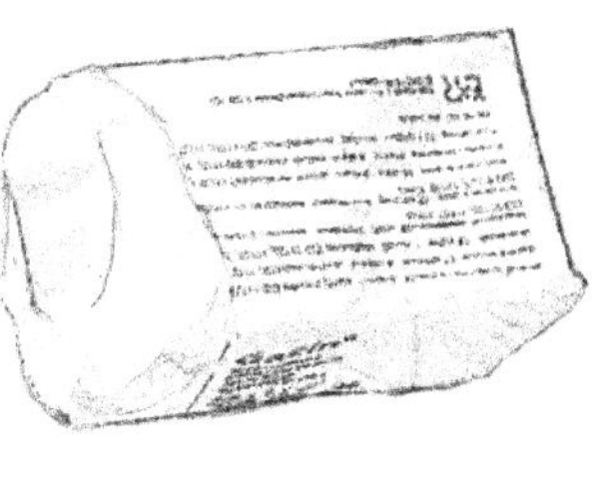

Kompressen

(Apotheke)

7,5 x 7,5 cm

NICHT elastisch

Die Handschuhe anziehen.
Kompresse auseinander falten:

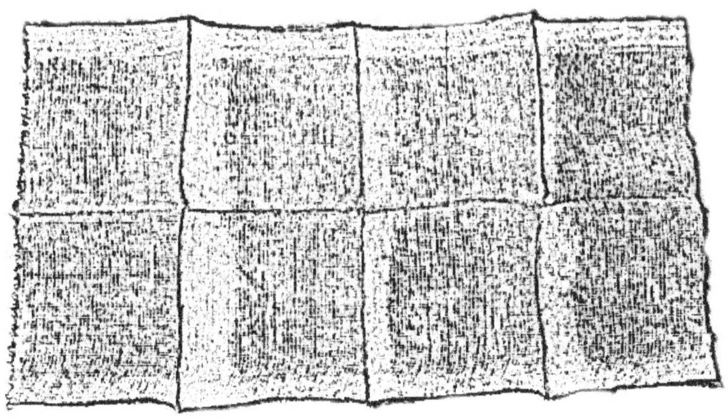

Über den kleinen Finger legen:

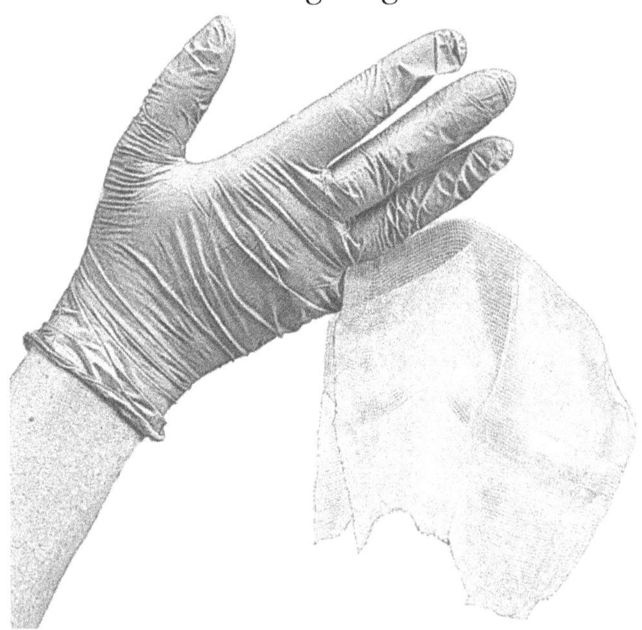

Dann fest wickeln.

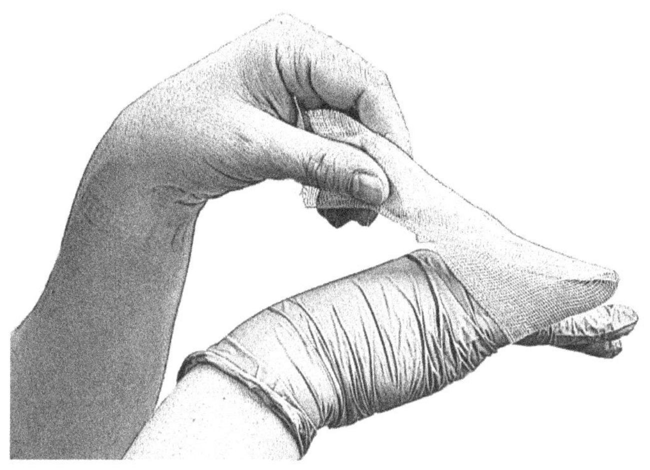

Ganz fest!

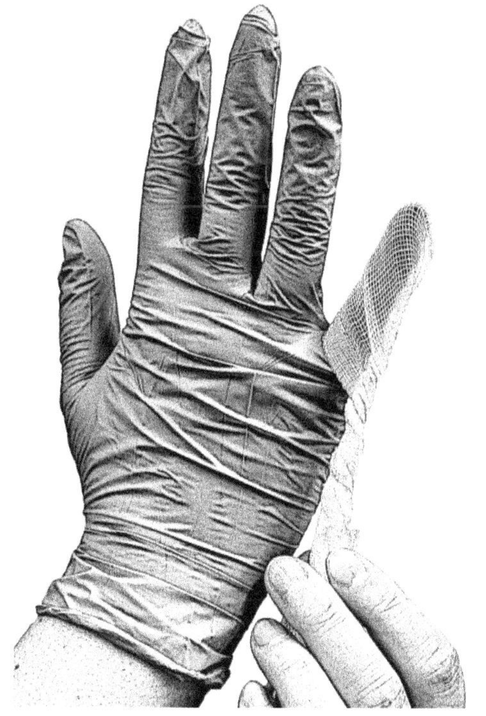

Die Innen-Seite ist glatt:

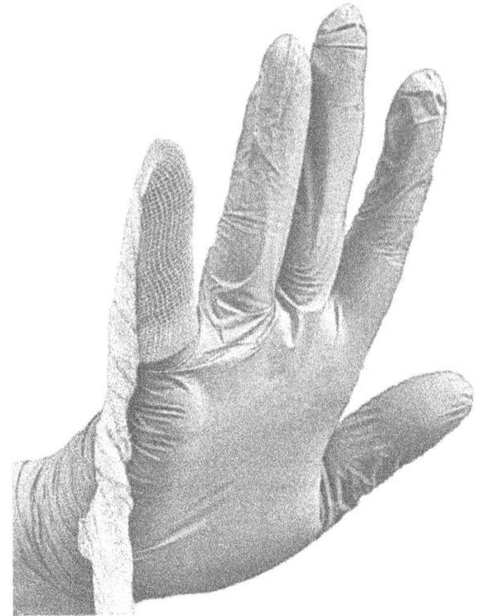

Mit der Innen-Seite
wischen.
Sie muss ganz glatt
sein.
Das ist angenehmer.

Die Kompresse anfeuchten.
Sie darf nicht tropf-nass sein!

Zuerst:
Die Zähne von außen wischen.
Vorsichtig mit dem Finger in die Wange.
Wischen Sie von hinten nach vorne.

Der Mund:

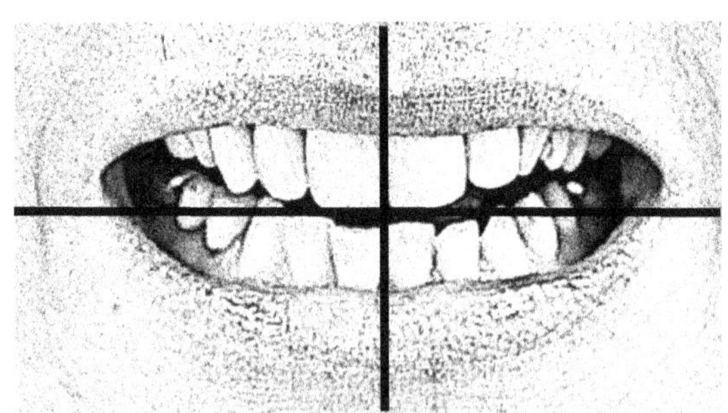

Stellen Sie sich vier Teile vor -
aus der Sicht des anderen.
So kann man besser arbeiten -
mit System!

Sind Sie Links-Händer?
Dann nehmen Sie die linke Hand!

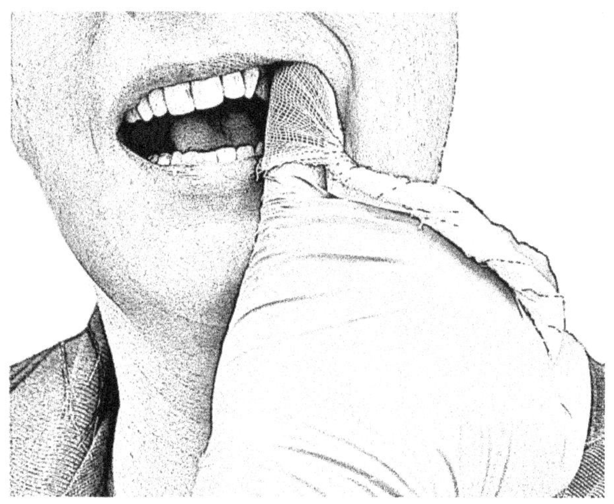

Von oben links…

…bis unten rechts

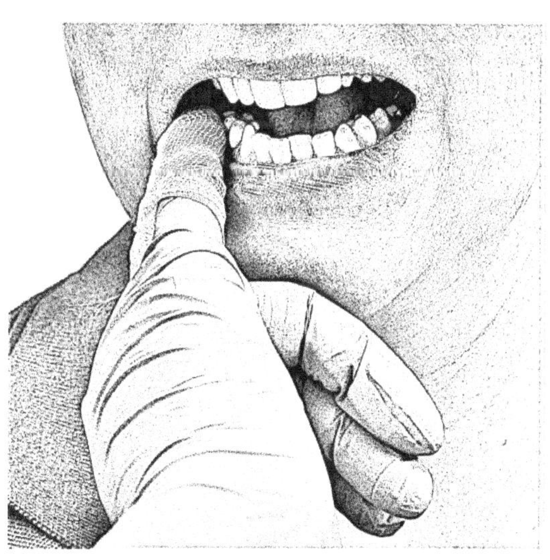

Die Reihen-Folge ist egal.
Immer den kleinen Finger nehmen.
Vorsichtig mit dem Finger in die Wangen-Tasche.
Immer von hinten nach vorne wischen.

Wischen Sie:

- jeden Teil einzeln
- von hinten nach vorne
- von rot nach weiß -
- so oft wie nötig

Nach jeder Seite
Schlucken lassen.
Etwas Zeit geben.

Nach jedem Mal
den Finger sauber machen
in dem ersten Glas.

Dann wieder anfeuchten
in dem zweiten Glas.

Darum braucht man 2 Gläser:
Eines zum Spülen,
eines mit frischem Wasser.

Ist die Kompresse zu schmutzig?
Immer wieder neu wickeln
oder eine frische nehmen.

Man braucht 2 oder 3 Stück.

Wichtig!
Bei Schluck-Störungen
KEIN Mund-Wasser!

Es ist zu scharf.
Es darf nicht in die Lunge kommen.

Danach: die Innen-Seiten wischen.

Das geht genauso.
Oben, unten,
rechts, links.
Vorsichtig mit dem Finger in den Mund.
Von hinten nach vorne wischen.
Immer wieder schlucken lassen.

Beispiel: Innen-Seiten putzen

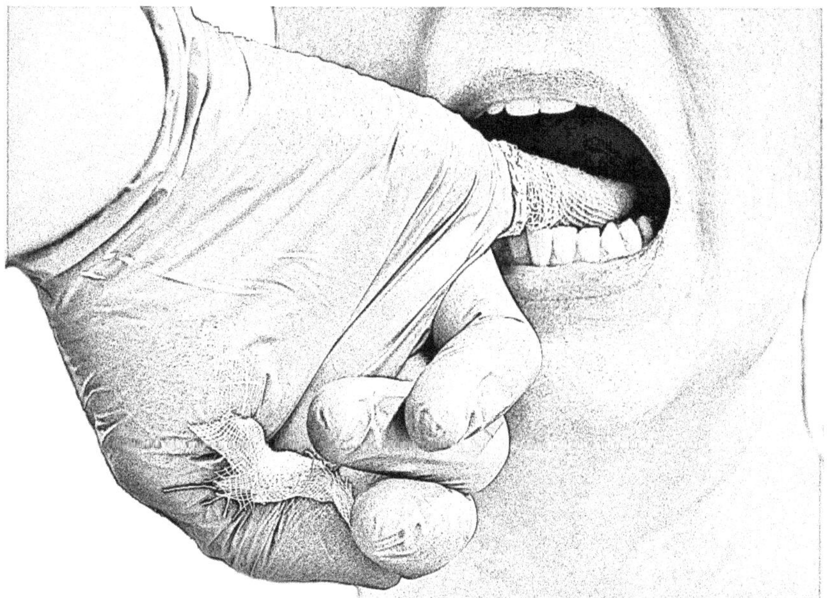

Die Reihenfolge ist wieder egal.
Eine Seite nach der anderen.
Von hinten nach vorne wischen.

Der Mund muss weit aufgehen.
Das ist anstrengend!

Darum:
- jedes Mal aus dem Mund gehen
- immer wieder schlucken lassen
- kleine Pausen machen
Den Finger sauber machen.

Zum Schluss: die Zunge wischen.

Nehmen Sie hierzu
den Zeige-Finger.

Er ist dicker, weicher
und geschickter.
Das ist wichtig, denn:

Manche Menschen würgen.

Machen Sie ganz langsam!
Vorne anfangen.
Vorsichtig nach hinten gehen.
Wie weit komme ich rein?

Niemals zwingen!
Der hintere Teil der Zunge
ist sehr empfindlich.
Das ist richtig so!
Es schützt vor Verschlucken.

Die Zunge wischen

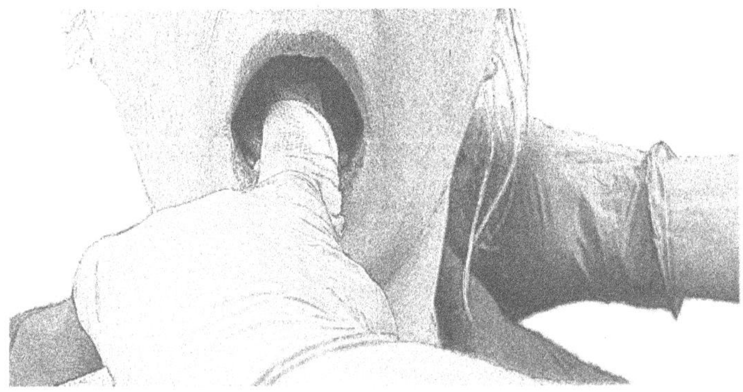

Dabei den Kopf stützen

Vorsichtig und langsam!
Lieber öfter wischen.
Alle Essens-Reste raus holen.

Lassen Sie sich Zeit!
Am Anfang ist es schwer,
dann wird es einfach.

Fragen Sie die Logopädin!
Sie kann Ihnen das zeigen!
Sie hilft auch
bei Schwierigkeiten.

Was für Schwierigkeiten?
Hier typische Beispiele,
und was man tun kann.

1. Würgen:
Ganz, ganz vorsichtig arbeiten;
ganz weit vorne anfangen.

2. Beißen:
Manche beißen die Zähne zu.
Der Grund ist meistens:
Man war zu schnell.
Der Mensch hat sich erschreckt.
Gab es schlechte Erfahrungen?
Dann braucht es viel Zeit!

3. Er schluckt nicht?
Geben Sie Zeit.
Das Kinn etwas runter nehmen.
Läuft Speichel raus?
Vorsichtig alles raus holen.
Immer wieder abwarten.

3. Der Mund bleibt zu?
Dann braucht man auch Zeit.
Wieder: schlechte Erfahrungen?
Tut etwas weh?

Ein dementer Mensch
braucht viel Geduld.
Er bekommt leicht Angst!
Dann bleibt der Mund zu.

Das ist ein Reflex,
ganz natürlich.
Abwarten, beruhigen.
Das wird schon!

9. Weitere Fragen
9a. Trockener Mund - was tun?

Manchmal ist der Mund trocken.
Vielleicht trinkt man zu wenig.
Dann hat man wenig Speichel.

Es kann auch von Tabletten kommen.
Einige machen den Mund trocken.
Sprechen Sie mit dem Arzt!

Damit das Essen zusammen hält,
damit es gut rutscht
muss es mit Speichel gemischt sein.

Wenn Speichel fehlt,
hält das Essen nicht zusammen.
Es klebt überall.
Es bleiben gefährliche Reste.
Man muss sie entfernen.

Mit einem trockenen Mund
will man zu jedem Bissen trinken.
Das ist ein Problem.

Warum?

Kauen + Trinken = Misch-Konsistenz
(siehe Seite 54)

Erinnern Sie sich?
Misch-Konsistenzen sind schwierig.
Der Mund muss gleichzeitig
verschiedene Sachen machen:

Kauen und das Essen fest halten.
Flüssigkeit schnell schlucken.

Auch gesunde Menschen
verschlucken sich schnell.

Vorsicht:

NICHT gleichzeitig essen und trinken!

Besser:

Einstippen.
Kauen, schlucken.
Dann einen Schluck trinken.
Das ist sicherer!

Was kann man noch tun?

Brot:
Brot kann man einstippen.
Das ist weniger Flüssigkeit,
sie klebt direkt am Brot

Mittag-Essen:
Eine Creme-Suppe dazu essen,
Oder einen Joghurt.
Apfelmus geht auch.

Probieren Sie aus!

**Bei trockenem Mund
sehr wichtig:
Keine klebrigen Speisen!**

Kein Schmier-Käse.
Kein Karamell,
keine Nuss-Nugat-Creme.
Püree muss schön weich sein.

Schauen Sie in den Mund:
Klebt da was?
Mit der Zeit erkennen Sie,
was besser geht.

9b. Tabletten einnehmen

Vorsicht:
Eine Tablette nehmen
und Wasser dazu trinken
ist wieder eine Misch-Konsistenz.

Besser:
Die Tablette
mit Apfel-Mus nehmen.

Ein Tee-Löffel Mus,
die Tablette oben drauf.
Am besten:
Mitten auf die Zunge.

Sagen Sie:
"Da ist eine Tablette drin"
"Kräftig schlucken"

Danach etwas trinken.

Manche Tabletten kann man teilen.
Die kann man auch mörsern.
Mit Kapseln geht das nicht!
Fragen Sie Ihren Arzt um Rat!

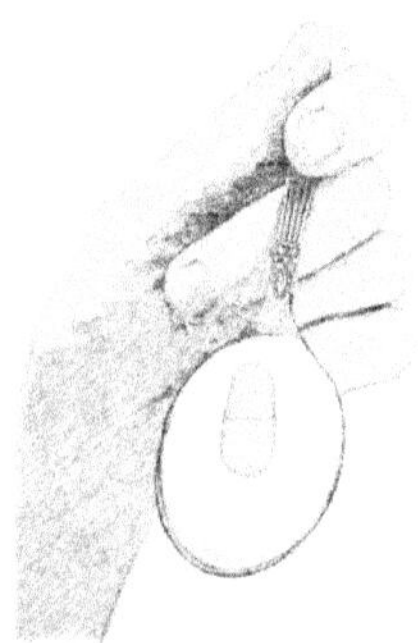

Tabletten schlucken:
mit Brei, Joghurt oder Apfelmus
geht es besser!

9c. Im Krankenhaus - Geschenke für Menschen mit Schluck-Störung

Niemand ist gerne im Krankenhaus.
Man freut sich über Besuch.
Der Besuch bringt gerne etwas mit.
Was soll das sein?

**Fragen Sie die Schwestern und Pfleger,
worauf Sie achten müssen.**
Geschenke sind gut gemeint,
Sie können aber schädlich sein.

Viele Patienten dürfen nicht alles essen!
Z.B.: Süßes für Diabetiker
- eine schlechte Idee!

**Auch bei Schluck-Störungen
muss man aufpassen:**

- Bonbons, Kaugummi
- Schokolade, besonders mit Nüssen
- Pralinen, besonders mit flüssiger Füllung
...schaden dem Patienten!

Aber auch:
- Mandarinen, Apfelsinen, Weintrauben
- Säfte, Getränke mit Kohlen-Säure
...sind zu schwierig.

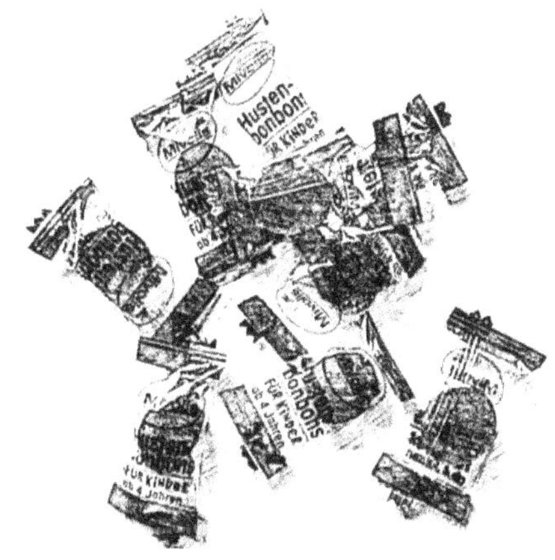

Bonbons - viel zu schwierig!

Denken Sie daran:

- wichtig ist, dass Sie DA sind!
- im Krankenhaus gibt es genug zu essen
- es gibt auch genug zu trinken

Aber:
Es ist langweilig.
Man ist einsam.
Man hat vielleicht Sorgen.

Bringen Sie Zeit mit.
Bleiben Sie ein bisschen.

Sorgen Sie für Unterhaltung:
Zeitungen, Rätsel,
ein Foto-Album;
Musik und einen Kopfhörer.

Alles, was gegen Langeweile
und Einsamkeit hilft.

9d. Anmerkung

Alte Menschen haben oft
viele Krankheiten.
Der Blutdruck ist hoch,
das Herz braucht Hilfe,
die Verdauung geht nicht.

Für fast alles gibt es Tabletten.
Man muss zu vielen Ärzten.
Jeder verschreibt etwas.

Jede Tablette hat eine Wirkung
und eine Neben-Wirkung
Zwischen Tabletten gibt es Wechsel-Wirkungen

Darum:
So viele Tabletten wie nötig -
So wenige wie möglich.

Wenn Sie Zweifel haben,
fragen Sie Ihren Arzt!

Der Apotheker kann auch helfen.
Viele Pflege-Kräfte kennen sich aus.

Manche Tabletten machen den Mund trocken.
Manche machen müde.
Einige reizen die Schleim-Häute.
Wieder andere stören den Geschmack-Sinn.

Das stört das Schlucken.
Wenn Sie denken: da stimmt was nicht
Fragen Sie unbedingt den Arzt!

10. Zu guter Letzt - Hilfe!
10a. Hilfe I - Menschen

Jede große Aufgabe
braucht mehrere Menschen!
Lassen Sie sich helfen:

Der Arzt
Der Hausarzt bekommt Berichte
aus dem Krankenhaus.
Sprechen Sie ihn an!

Wer eine Schluck-Störung hat,
kann Logopädie bekommen.
Zu Hause, im Pflege-Heim -
der Hausarzt kann das verschreiben.
Auch einen Haus-Besuch.

Die Logopädin,
die Klinische Linguistin
die Sprachheil-Pädagogin
behandeln Schluck-Störungen.

Manche sind spezialisiert.
Auch hier: nachfragen!
Sie brauchen:
Eine Expertin!

Suchen Sie hier:
- in den Gelben Seiten:
Stich-Wort   →"Logopädie"

- oder im Internet:
www.gelbeseiten.de   →"Logopädie"

Andere Adressen:

www.dbl-ev.de   →"Service"   →"Logopädensuche"
www.dbs-ev.de   →"Zum Therapeutenverzeichnis"

10b. Hilfe II - Dinge

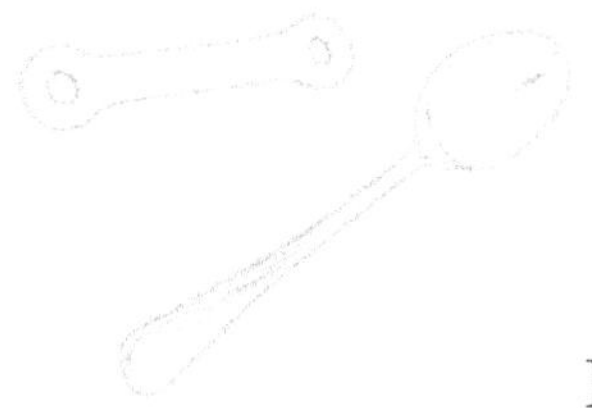

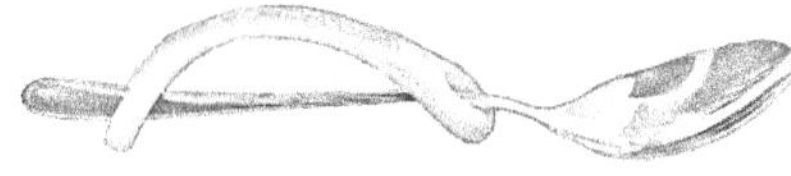

Eine einfache Gummi-Lasche[2]

So fällt nichts runter!

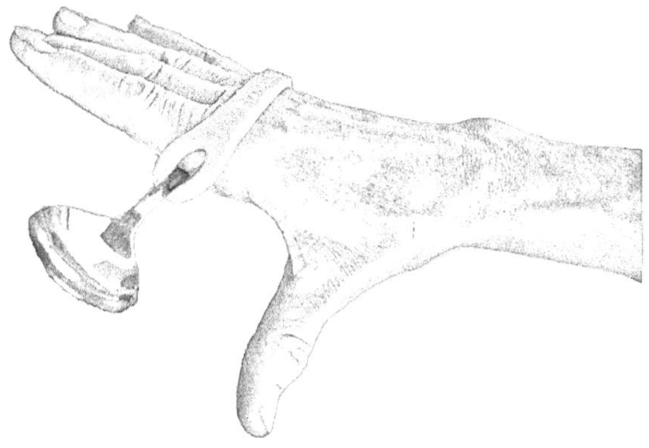

Spezial-Besteck

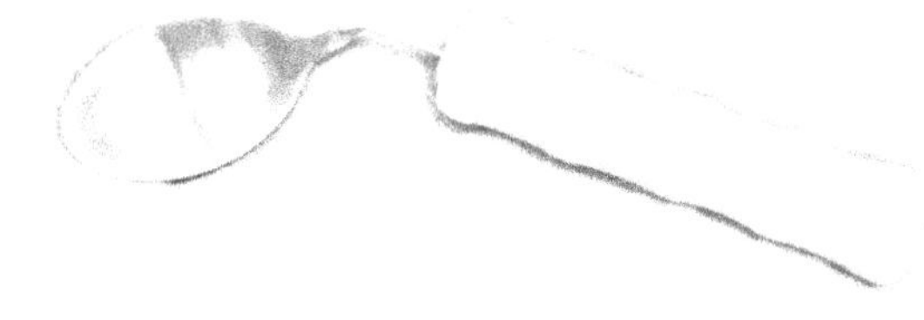

---

[2] EazyHold, über www.ringelfee.de

Besser als der Schnabel:

Der Nasen-Becher![3]

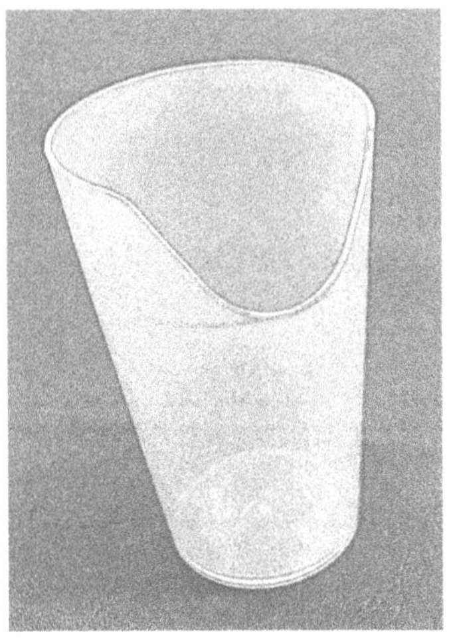

Die Nase passt hinein
Der Kopf bleibt gerade

Oder dieser Becher:

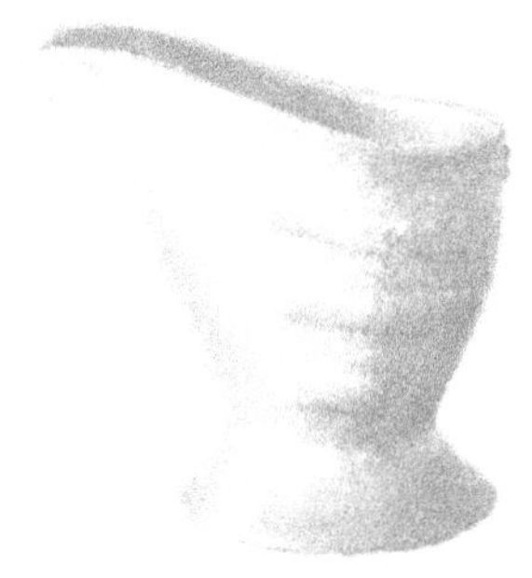

Man kann austrinken.
Der Kopf bleibt gerade[4]
(siehe Seite 62)

---

[3] z.B. über www.amazon.de
[4] CamoCup Trinkbecher über www.ringelfee.de

Ein Stroh-Halm mit Ventil:

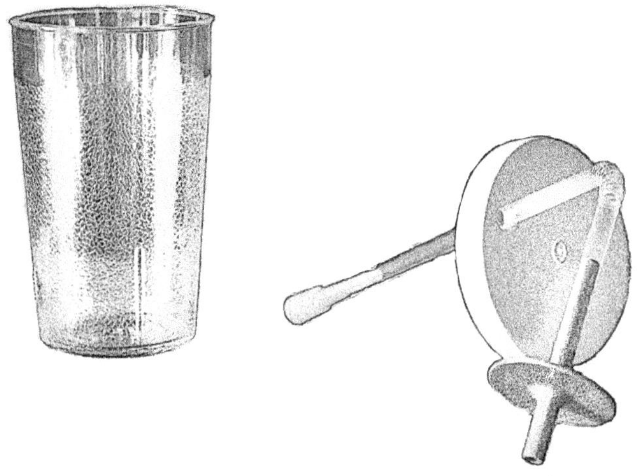

[5]

Man verbessert nebenbei
die Kraft.

Eine rutsch-feste Matte
Der Teller hat einen hohen Rand.

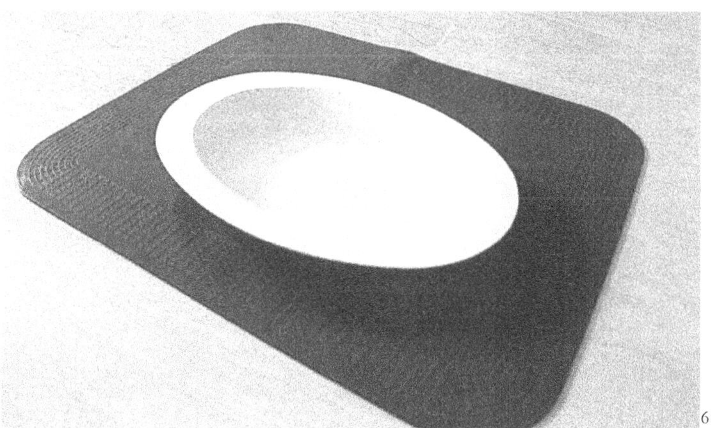

[6]

So kann man essen
mit nur einer Hand:

---

[5] www.ringelfee.de
[6] Fragen Sie im Sanitäts-Haus!

Zum Zähne putzen: Mollis

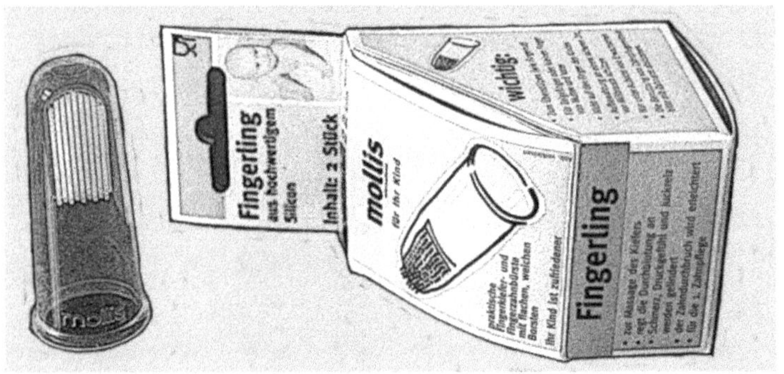

Mollis sind aus Silikon
Man steckt sie auf den Finger
Wie einen Finger-Hut.

Sie haben weiche Borsten.
Man bekommt den Mund schön sauber!
Man bekommt sie da,
wo es alles für Babys gibt.

Anleitung zum Putzen: ab Seite 70

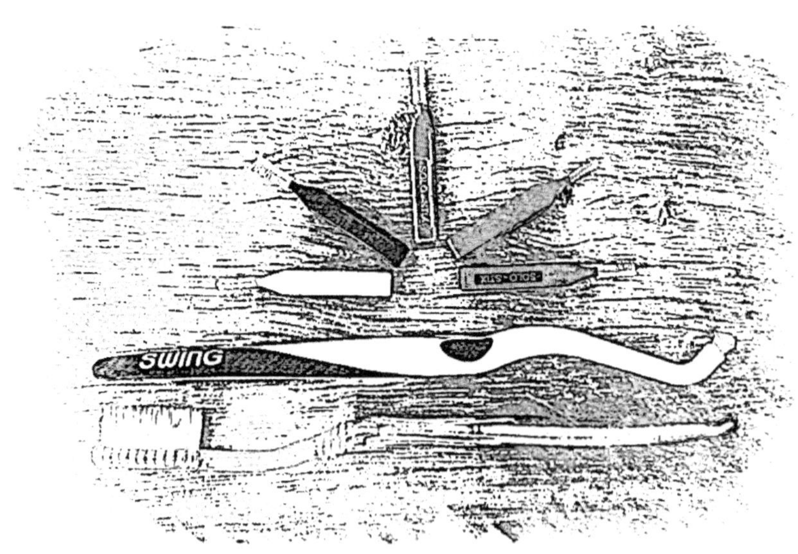

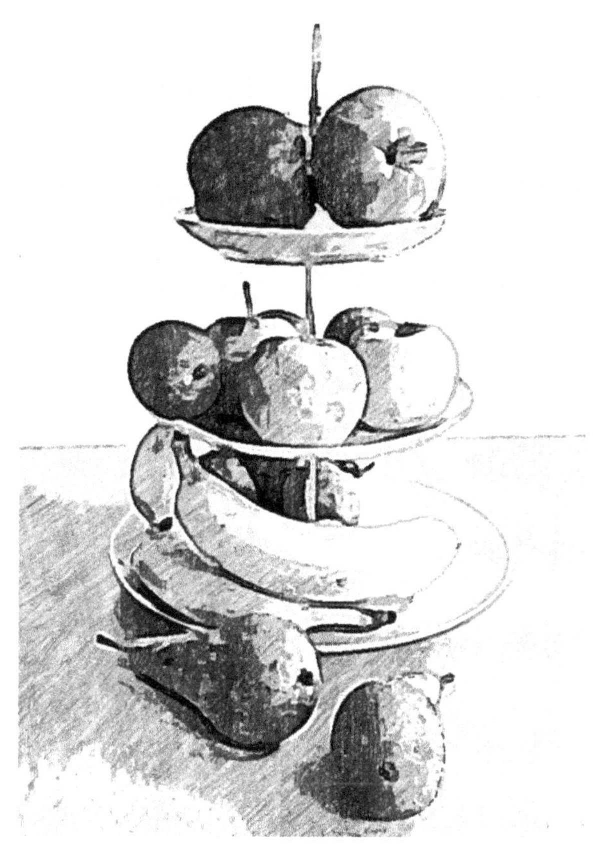

10c. Nichts hilft mehr?

Jeder wird immer älter.
Krankheiten werden schlechter.

Alles strengt an,
alles tut weh.
Irgendwann ist alles zu viel.

Der Mensch ist müde,
will nicht mehr essen.

Manchmal rutscht nichts mehr.
Der Mensch weigert sich.

Man muss überlegen,
wie es weiter geht.

Flüssigkeit geht mit einer Infusion.
Auch zu Hause.

Oft kommt der Mensch ins Krankenhaus.
Dort versucht man, ihm zu helfen.

Ganz, ganz selten
legt man eine Sonde.
Durch die Nase
oder die Bauchdecke.

Bevor man das macht,
beraten sich alle.
Fragen Sie, was Sie wissen möchten!
Ärzte können genau erklären.

Kann er oder sie selbst entscheiden?
Das ist besonders gut.

Wenn das nicht mehr geht,
muss man gut überlegen:

Was will der Mensch?
Kann er nicht essen -
oder will er nicht?
Entscheidungen können schwer sein.

Lassen Sie sich Zeit,
sprechen Sie mit vielen Menschen.

Fragen Sie.
Nur so gibt es Klarheit.

Im Krankenhaus gibt es Menschen,
die Ihnen helfen können:

- Ärzte
- Kranken-Schwestern
- Logopädinnen
- Sozial-Arbeiter
- Seelsorger

Wenn ein Mensch nicht mehr möchte,
ist Entscheiden nicht leicht.
Das geht nicht alleine!

Nehmen Sie sich Zeit,
machen Sie Termine.

Sprechen Sie mit den Fach-Leuten;
sprechen Sie mit Verwandten und Freunden.
Machen Sie sich ein Bild.

Geteilte Verantwortung
wiegt leichter.

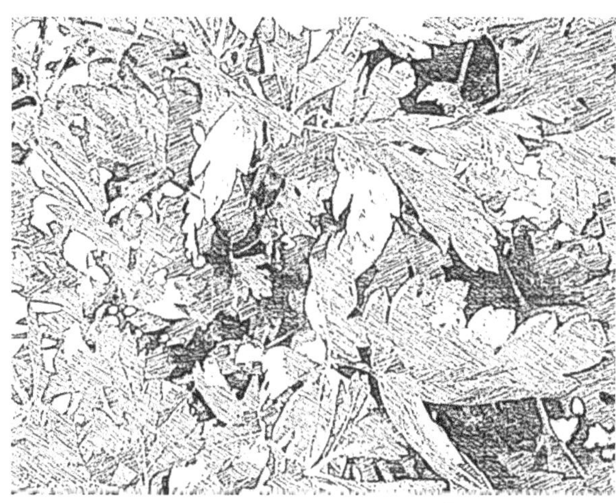

11. Anhang I: Wörter

Wort	Bedeutung
Aspiration	Nahrung kommt in die Luft-Röhre
Bolus	Das, was man schluckt: eine kleine Menge Nahrung, fertig gekaut und geformt
Brei-Schluck	Eine Röntgen-Untersuchung für das Schlucken
Demenz	Eine Krankheit: Das Gehirn arbeitet nicht mehr richtig
Drooling	Speichel läuft aus dem Mund
Dysphagie	Die Schluck-Störung
Epiglottis	Der Kehl-Deckel
Endoskopie	Eine Untersuchung mit einer ganz kleinen Kamera. Man kann in den Körper gucken.
Exsikkose	Dem Körper fehlt Flüssigkeit
FEES = Flexible endoskopische Evaluation des Schluckaktes	Eine Art Endoskopie Die Kamera kommt durch die Nase Man sieht in den Rachen und auf den Kehl-Kopf. Man kann das Schlucken untersuchen.
Glottis	Stimm-Ritze Der Raum zwischen den Stimm-Lippen

Wort	Bedeutung
Inappetenz	Ein Mensch hat keinen Appetit
Konsistenz	Die Beschaffenheit: flüssig, fest, hart, krümelig…
Leaking	Nahrung läuft einfach so in den Rachen
Logopädin Klinische Linguistin und andere	Therapeutinnen für Sprache, Sprechen, Stimme und Schlucken (Es gibt viele Ausbildungen)
Magensonde	siehe "NSG" und "PEG-Anlage"
Medikamenten- Hygiene	Der Arzt muss das machen: - so viele Tabletten wie nötig - so wenige wie möglich
NSG	Ein Schlauch durch die Nase in den Magen (zur Ernährung)
Ösophagus	Die Speise-Röhre
OÖS oder OES	Muskeln oben an der Speise-Röhre
PEG-Anlage	Ein Schlauch durch die Bauch-Decke in den Magen (zur Ernährung)
Penetration	Nahrung kommt in den Kehl-Kopf
Pharynx	Der Rachen
Pneumonie	Die Lungen-Entzündung

Wort	Bedeutung
Presbyphagie	Das Schlucken im Alter
Residuen	Nach dem Schlucken sind Reste im Rachen (das darf nicht sein)
Regurgitation	Nach dem Schlucken kommt Nahrung aus der Speise-Röhre zurück (kein Erbrechen!)
Speichel	Die Spucke. Sie hält den Mund feucht und gesund
Stimmlippen	Das gleiche wie Stimm-Bänder
Sulcus	Die Rinne (an verschiedenen Stellen im Körper)
Taschenfalten	Liegen im Kehl-Kopf direkt über den Stimm-Lippen
Uvula	Das Zäpfchen hinten am Gaumen
Videofluoroskopie	Auch eine Röntgen-Untersuchung für das Schlucken
Wangentasche	Der Raum zwischen Zähnen und Wange

Wort	Bedeutung
Xerostomie	Starke Mund-Trockenheit
Zungengrund	Der hinterste Teil der Zunge

12. Anhang II: Der IDDSI-Standard

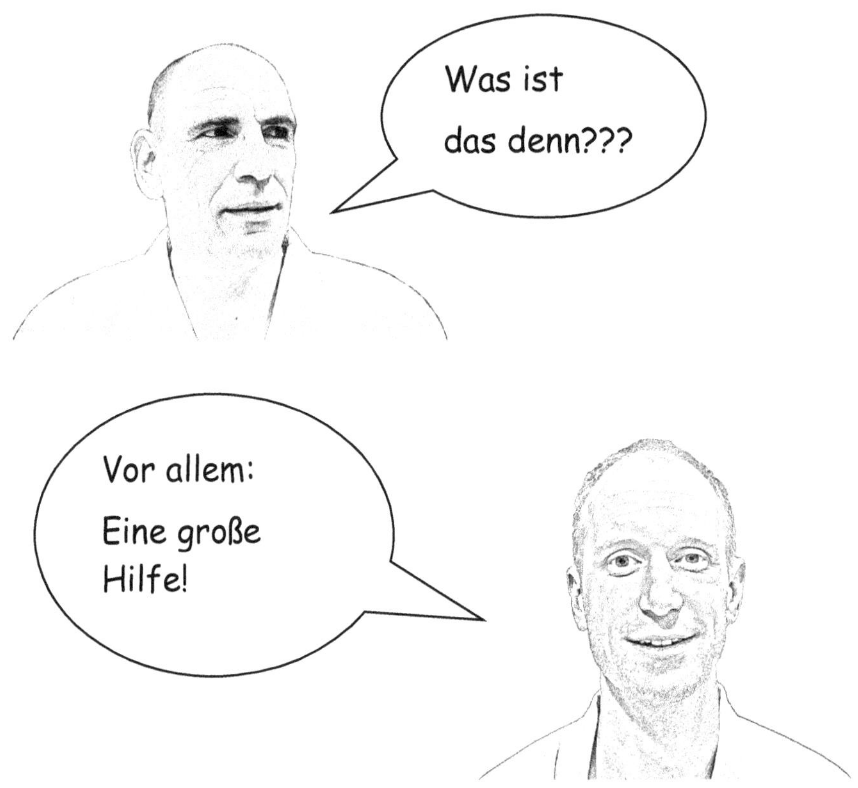

Jeder Mensch ist anders.
Jede Schluck-Störung auch.
Was darf er essen?
Was kann sie trinken?
Es muss sicher sein!

Man hat gesagt:
"Das Essen muss weich sein"
"Getränke müssen dicker sein"

Aber: was heißt das?
Jeder hat ein anderes Gefühl.
Wir brauchen genaue Maße!

Die hat der IDDSI-Standard.
Er hilft der Schluck-Therapeutin,
Ihnen zu helfen!

Für die Logopädin, die Sprachheil-Pädagogin, die Klinische Linguistin:

https://iddsi.org

"IDDSI" - das heißt:
Die Internationale Dysphagie-Diät Standardisierungs Initiative

Die Seite ist auf Englisch.
Die deutsche Übersetzung
ist noch nicht veröffentlicht.
Sie ist aber fast fertig.

Sobald sie fertig ist,
steht sie hier:

https://iddsi.org → Translations → German

Schauen Sie mal hinein!